SCM

Stiftung Christliche Medien

SCM ist ein Imprint der SCM Verlagsgruppe, die zur Stiftung Christliche Medien gehört, einer gemeinnützigen Stiftung, die sich für die Förderung und Verbreitung christlicher Bücher, Zeitschriften, Filme und Musik einsetzt.

© 2021 SCM Verlag in der SCM Verlagsgruppe GmbH
Max-Eyth-Straße 41 · 71088 Holzgerlingen
Internet: www.scm-verlag.de; E-Mail: info@scm-verlag.de

Gesamtgestaltung: Tami Donath, Siegen
Druck und Verarbeitung: FINIDR, s.r.o.
Gedruckt in Tschechien
ISBN 978-3-7893-9871-1
Bestell-Nr. 629.871

TAMI DONATH

HEY MAMA

Dein Begleiter durch Schwangerschaft,
Geburt und das erste Jahr mit Baby

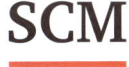

DIESES BUCH

... ist kein Ratgeber. Es enthält Insiderwissen von Mamas für Mamas. Hier kannst du über ungeschönte Wahrheiten lesen, über das, was Mamasein wirklich bedeutet. Du erfährst, welche Dinge unverzichtbar für diesen Lebensabschnitt sind und du wirst merken, was für eine unglaubliche Leistung du mit der Geburt deines Kindes vollbringst – ganz egal, wie es zur Welt kommt.

Du wirst Mama. Und du stehst vor einem großen Abenteuer, über das du entweder schon sehr viel oder noch gar nichts gelesen hast. Ganz egal was davon auf dich zutrifft, dieses Buch möchte dir praktische Tipps verraten und Mut für diesen neuen Lebensabschnitt machen. Mamasein ist nämlich nicht immer einfach, aber es ist trotzdem immer wunderschön – in all seiner Unperfektheit und all seinem Chaos!

Wie schön wäre es, dir hiermit eine Anleitung fürs Mamasein in die Hände zu drücken! Aber ganz so einfach ist das nicht. Denn so unterschiedlich wie du, ich und deine beste Freundin sind, so unterschiedlich ist auch das Mamasein. Doch eins steht fest: Du bist die perfekte Mama für dein Kind. Niemand könnte für dein Kind eine perfektere Wahl sein als du. NIEMAND!

Ich wünsche dir, dass du dir viel aus dem hier Geschriebenen mitnehmen kannst. Ich habe versucht, so viele unterschiedliche Facetten des Mamaseins zusammenzutragen, um dir zu zeigen wie vielfältig diese Aufgabe ist. Mein Wunsch für dich ist, dass du dich nicht vergleichst. Dass du dir alles anschaust, durchliest, dich inspirieren lässt, dich aber nicht auf etwas Gelesenes versteifst. Diese Aufgabe ist so wertvoll und du wirst sie auf deine ganz eigene Art und Weise meistern – da bin ich mir sicher!

Wenn du dir eine Sache aus diesem Buch mitnehmen möchtest, dann das: Mama sein ist wie ein Festival: Schlafentzug, Lärm und ständig kotzt einer.

Für dein ganz eigenes, kleines Festival des Lebens wünsche ich dir viel Kraft, stetig wachsende Liebe, eine gute Portion Humor und vor allem immer genug Milch! ;)

Alles Liebe!
Tami

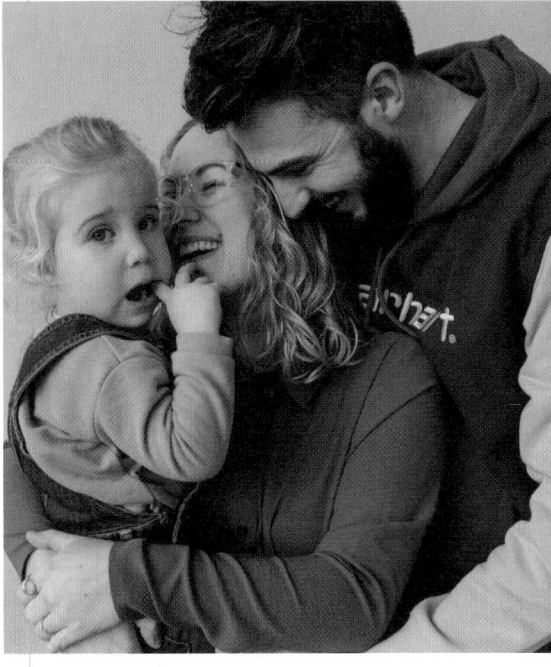

TAMI DONATH

... ist Mädchenmama und selbstständig als Fotografin und Grafikdesignerin.

Mit diesem Buch hat sie sich einen Traum erfüllt. Nämlich überhaupt einfach mal eins zu schreiben.

✈ www.tamidonath.de
◎ @tamidonath

Die Zeit davor

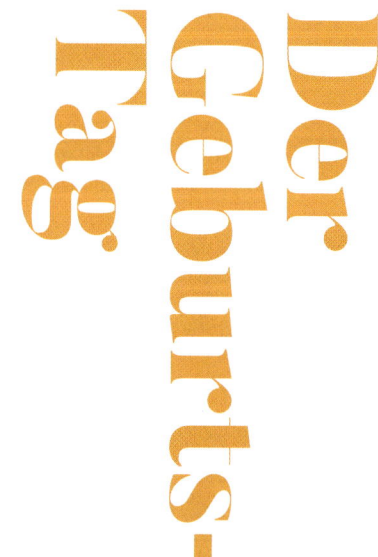

Der Geburts-Tag

Die Zeit danach

... und was jetzt?

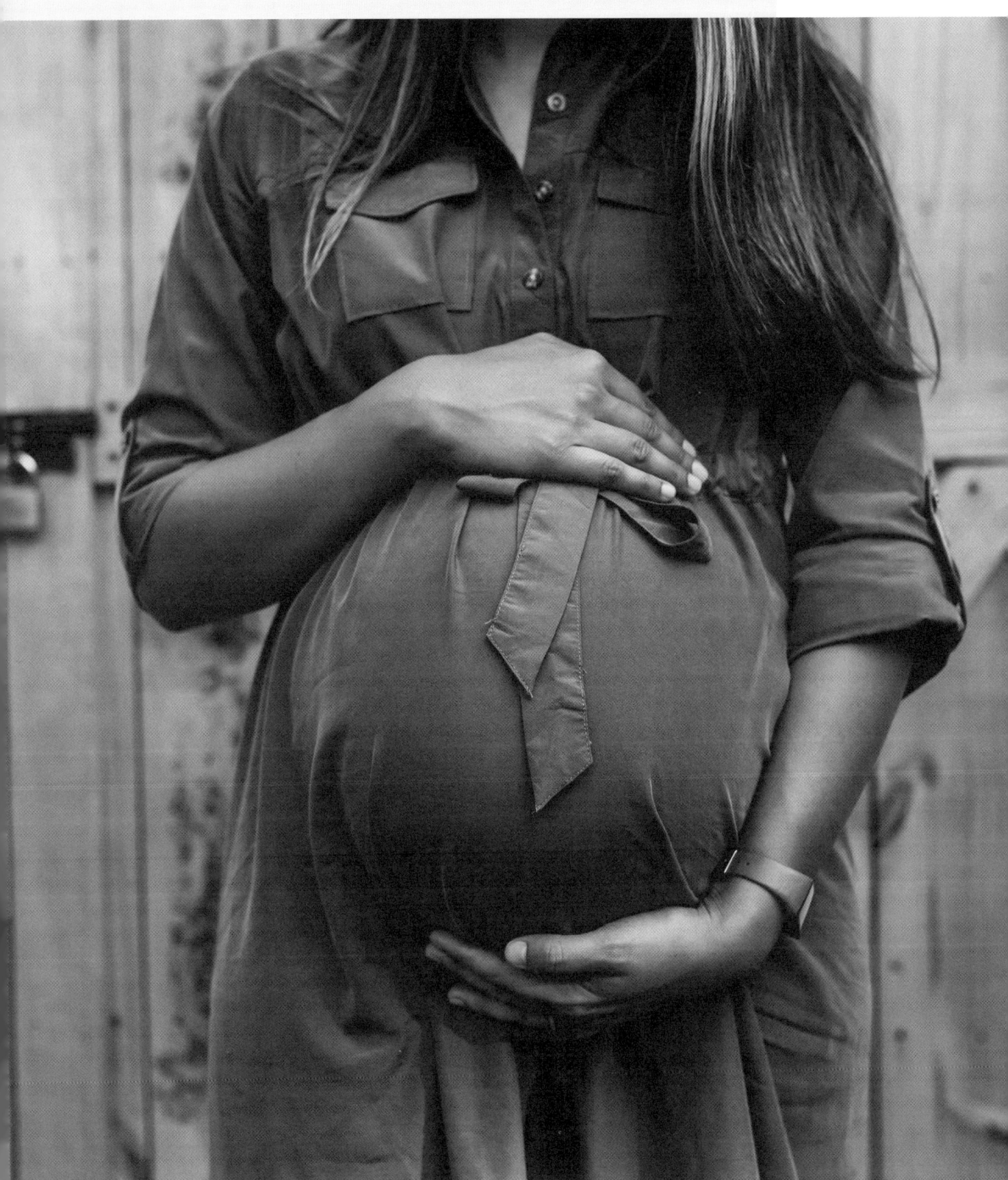

Die Zeit davor

Schwangerschaft, was für ein Wunder, nicht wahr?

Unser Körper vollbringt in dieser Zeit Höchstleistungen und verändert sich in diesen Monaten so schnell. Oft rauscht die Schwangerschaft nur so an einem vorbei und ehe man sichs versieht, bekommt man das Familienupgrade.

Auf den nächsten Seiten findest du Wissenswertes, Nützliches und Interessantes für die Zeit, bevor dein Baby auf die Welt kommt.

... Stuhlgang ist bei Stillkindern ein dehnbarer Begriff: Sowohl 10 mal täglich, als auch alle 10 Tage Stuhlgang ist bei voll gestillten Kindern normal!

... wenn es reingekommen ist, wird und muss es auch irgendwie wieder heraus.

... im Durchschnitt verbringen Deutschlands Väter 37 Minuten pro Tag mit ihren Kindern.

... du wirst ein bisschen so werden, wie du niemals sein wolltest.

... nicht alle Babys schlafen am Anfang „so viel", wie immer alle sagen.

... Geburten sind so unterschiedlich, wie wir Menschen es sind.

... du kannst schon während der Schwangerschaft mächtig stolz auf deinen Körper sein!

... nicht für jede Mama ist es „Liebe auf den ersten Blick", wenn das Baby auf die Welt kommt. Das ist völlig okay und genauso normal wie das plötzliche Verliebtsein ins eigene Kind!

... eins von 2.000 Babys wird mit einem Zahn geboren.

... es gibt keine Geburten zweiter Klasse, jede Geburt ist ein Wunder – egal wie sie verläuft.

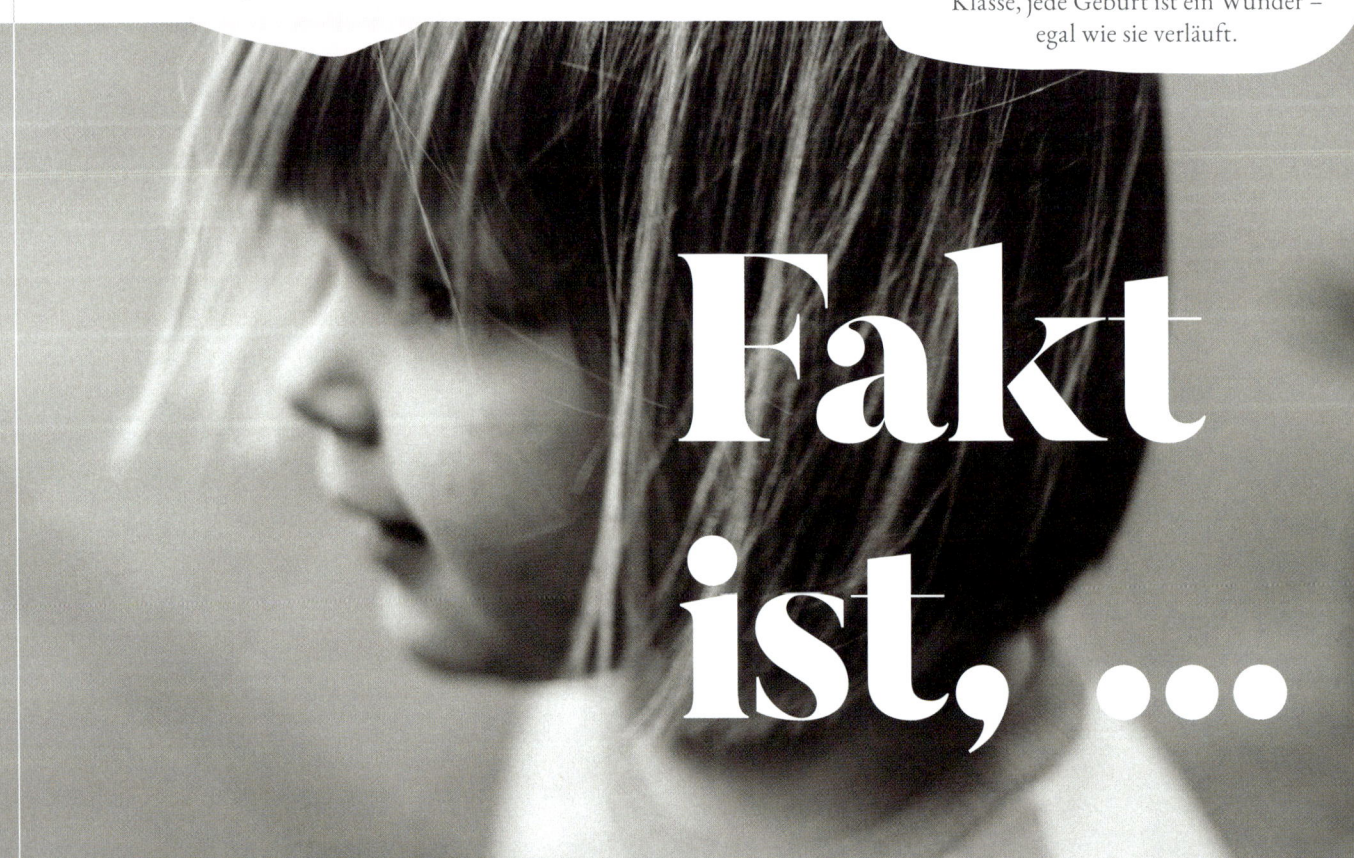

Fakt ist, ...

... eine Hebamme betreut in einem Jahr rund 63 Frauen.

... bei Babys spricht man von „Durchschlafen", wenn sie mindestens fünf Stunden am Stück schlafen.

... erstgebärende Frauen in Deutschland sind im Schnitt 30,1 Jahre alt.

... wir Frauen sind fürs Kinderkriegen gemacht worden und wissen intuitiv, wie wir mit den kleinen Wesen umzugehen haben. Das Problem ist, dass wir uns diesen Instinkt ruinieren durch Ratgeber, Zeitschriften, Geburtsberichte, lieb gemeinte Tipps und zu viel Vergleichen.

... nicht alle Babys mögen Schnuller. Es gibt auch Babys, die diese verweigern.

... du wirst es nicht glauben, mit wie wenig Schlaf du durch den Tag kommen kannst!

... wer bei einer Geburt schreit, verpulvert seine ganze Energie „oben raus", wenn sie eigentlich nach unten gehört.

... es wird der Punkt kommen, da wirst du heulen, zweifeln und leiden. Und es wird okay sein!

... jeder möchte das eigene Kind früher oder später am liebsten aus dem Fenster werfen. Oder es einfach irgendwo hinlegen und die Wohnung verlassen.

... du ruinierst dir deinen Körper nicht durch Schwangerschaft und Geburt – du verpasst ihm nur ein Upgrade. Eines der schönsten, die es gibt!

... jeder wird eine Meinung zu deinem neuen Leben haben. Besonders kinderlose Freunde! Hier bitte einfach auf Durchzug schalten und das tun, was für euch funktioniert.

... während der Geburt wirst du ganz genau wissen, was zu tun ist.

... man kann das Wochenbett auch ohne Hebamme „überleben". Es ist natürlich schön, eine zu haben.

... wie lange eine Geburt dauert, hängt von der persönlichen Wahrnehmung ab. Für manche beginnt eine Geburt mit der allerersten Wehe, für andere erst mit dem eigentlichen Krankenhausaufenthalt.

... Stillen ist von Frau zu Frau unterschiedlich. Man kann sich austauschen und unterhalten – letztendlich muss aber jede Frau ihren eigenen Weg finden.

Schon gehört?

Eine Schwangere scheint für viele der Anlass dafür zu sein, den Gedanken freien Lauf zu lassen und diese auch zu äußern. Auf folgende Sprüche solltest du dich vorbereiten. Denn sie werden kommen. Garantiert!

KREUZE DIE SPRÜCHE AN,
DIE DIR BEKANNT VORKOMMEN!

☐ *„Blöd, dass du das nicht essen darfst.“*

☐ *„Wird ein Mädchen, erkenne ich am Bauch.“*

☐ *„Du bist ja immer noch dick.“*

☐ *„Stell dich nicht so an. Du bist schwanger und nicht krank.“*

☐ *„Sicher, dass da nur eins drin ist?“*

☐ *„Man sieht ja noch gar nichts.“*

☐ *„Jetzt geht es nicht mehr um dich.“*

☐ *„Habt ihr schon einen Namen?“*

☐ *„Schlaf, so viel du kannst.“*

☐ *„Mach dies und das noch, solange das Baby nicht da ist!“*

☐ *„Komm, lass mich das lieber machen.“*

☐ *„Na, ihr zwei!“*

☐ *„Darfst du das essen?“*

☐ *„Wisst ihr schon, was es wird?“*

Ruhe im Chaos

Honey. Unsere Erstgeborene. Du hast uns den Kopf verdreht. Hast unser Leben an den Füßen hochgehoben und einmal geschüttelt. Jetzt ist alles am rechten Platz. Zumindest für diese Woche. Denn was du brauchst und wie unser Familienrhythmus aussieht, ändert sich regelmäßig. Besonders wenn du „ein neues Update herunterlädst", kann es hier mal drunter und drüber gehen.

Seitdem du in meinem Bauch entstanden bist, spricht Gott viel mit mir über meine Baustellen – über meine unrealistischen Erwartungen an mich oder an das Leben, über meine Motive und meine Strategien ... Er arbeitet viel an mir.

Ich habe immer gedacht, dass ich Ruhe und Überblick brauche, um innerlich aufzuräumen und mich zu verändern. Aber seitdem es dich gibt, merke ich, wie sehr Gott es gebraucht, dass du mich auch mal an meine Grenzen bringst und ich eins wirklich nicht mehr habe: Ruhe und Überblick.

Er ist meine Ruhe geworden in der Unruhe des neuen Lebensabschnitts. Viel häufiger als früher gebe ich die Kontrolle an ihn ab. Viel häufiger als früher bitte ich ihn um Rat. Wenn ich es nach anderthalb Stunden immer noch nicht geschafft habe, dich zum Schlafen zu bringen, dann flüstert sein Heiliger Geist mir zum Beispiel zu: Atme ruhig und zähle bis 40, dann leg sie langsam in ihr Bett. Wie gut, dass er sich auch mit Babys auskennt!

Honey. Unsere Erstgeborene. Sonnenschein und Willensstärke. Ich darf deine Mama sein. Und Gott ist mein bester Berater.

～～～～～～～～～

NINA STREHL

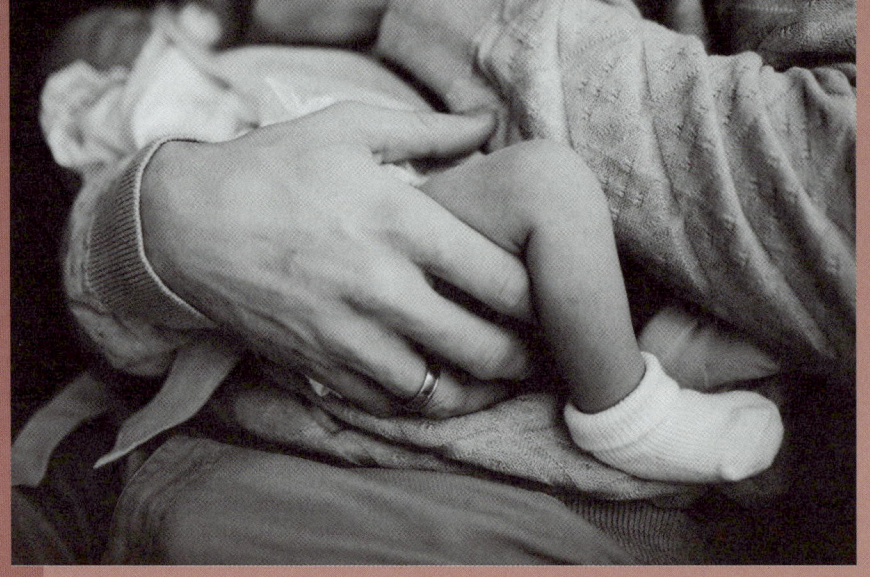

Must-haves und Lebensretter

MUST-HAVES UND LEBENSRETTER

NIEMALS OHNE:

Stillkissen

Nicht unbedingt ein Must-have, aber definitiv ein Nice-to-have.

Die Rettung schlechthin für Bauchschläfer-Mamas, vor allem bei fortgeschrittener Schwangerschaft.

WUNDSCHUTZ-CREME:

„Nuby"

Die beste und einzige Wundschutz-Creme, die man bei einem wunden Babypopo braucht. Übrigens: von Hebammen empfohlen.

SHINE ON:

Lichtprojektor

Findet man online und ist auch für Erwachsene schön anzusehen. Kinder sind durch die sich bewegenden Lichter abgelenkt und schlafen bei längerem Draufschauen auch ein.

GROSSE LIEBE:

Federwiege

Federwiegen sind DER HIT! Durch das gleichmäßige Wippen werden Babys super sanft in das Land der Träume gewiegt. Rettet einem manchmal die Nacht oder beschert einem einige ruhige Minuten bis hin zu Stunden am hellichten Tag.

EIN LEBENSGEFÄHRTE:

Kuscheltier

Zum Schlafen kannst du deinem Baby immer das gleiche Kuscheltier geben. So gewöhnt es sich an einen „Lebensgefährten". Kaufe entweder schon auf Vorrat oder achte beim Kauf darauf, dass du es auch in fünf Jahren nachkaufen oder selbst herstellen kannst.

NICHT VERNACHLÄSSIGEN:

Haushalt

Ob das jetzt putzen, kochen oder Wäsche waschen ist, hole dir Hilfe für den Haushalt. Vor allem in der Wochenbettzeit. Nimm das ernst und scheue dich nicht, Familie und Freunde zu fragen!

DER KLASSIKER:

Spielbogen

Spätestens wenn dein Baby kontrollierter mit seinen Händen umgehen kann, wird es den Spielbogen lieben! Ganz besonders toll für die Kleinen sind natürlich die sehr bunten Varianten.

BEI SODBRENNEN:

Rennie

Sodbrennen ist unangenehm und unvorhersehbar. Rennie solltest du im Idealfall immer dabei und parat haben.

9

LANG, LÄNGER:

Schuhlöffel

Okay – vertrau mir. Es ist ein Must-must-must-must-have! Allerspätestens in Woche 40 wirst du dir wünschen, einen extra langen Schuhlöffel zu Hause zu haben!

10

GUTE NACHT:

Beistellbett

Erleichtert das Stillen nachts ungemein und auch das Schlafen – für beide. Wenn etwas mit deinem Baby ist, bist du direkt zur Stelle und kannst dich ganz schnell wieder in deine Schlafposition zurück-kuscheln.

FÜR DEN AUTO-RÜCKSITZ:

Spiegel

Babys sitzen in Autoschalen meist mit dem Gesicht zur Rückenlehne, wodurch ein Blick in den Rückspiegel nicht ausreicht, um zu checken, ob alles in Ordnung ist. Es sei denn, man besitzt diesen Spiegel.

DIE MENGE MACHT'S:

Bodys

Auch gerne ein paar in kleineren Größen. Denn mal ehrlich, wer mit sechs Bodys in einer Woche auskommt, hat doch schon ein stubenreines Kind?!

HIN UND HER:

Babywippe

Damit lässt sich der Alltag etwas einfacher wuppen. Die Babywippe kannst du überall mit hinnehmen und zum Beispiel vor die Waschmaschine stellen. Während du die Wäsche machst, schaut dein Baby Wäsche-TV.

SCHLIMME TAGE:

Babytrage

Zugegeben, nicht jedes Baby wird gerne getragen. Trotzdem gehört eine Trage zur Baby-Ausstattung dazu – auch wenn man sie nur ausleiht. Nur für den Fall.

JETZT ODER NIE:

Lieferdienste

Gerade im Wochenbett ein richtiger Lebensretter für die ganze Familie. Und ganz ehrlich: Wenn nicht jetzt, wann dann? Die Figur ist doch jetzt sowieso erst mal Nebensache ;)

ALS STAUBSAUGER-AUFSATZ:

Nasensauger

Klingt fies, ist aber eine echte Erlösung, denn mit den Handsaugern kommst du bei einer wirklich verschnupften Nase nicht weit. Dieses Teil wird euch garantiert mal den Tag (oder die Nacht) retten. Die nächste Erkältung kommt bestimmt.

IMMER FLEXIBEL:

Nestchen

Kann man überall mit hinnehmen. Somit kann das Baby auch überall schlafen und fühlt sich außerdem durch die Begrenzung und den vertrauten Geruch fast wie zu Hause.

AUF DIE PLÄTZE, FERTIG:

Pucken

Mit einem Pucksack/-tuch fühlt sich das Baby anfangs nicht ganz so „verloren" in seinem neuen Leben. Vielen Babys erleichtert es sogar das Schlafen!

BLOSS NICHT AUFWACHEN:

Stilllicht

Besorge dir ein Licht, das du nachts zum Stillen anmachen kannst. Es darf nicht zu hell sein, damit du nicht „richtig" wach wirst.

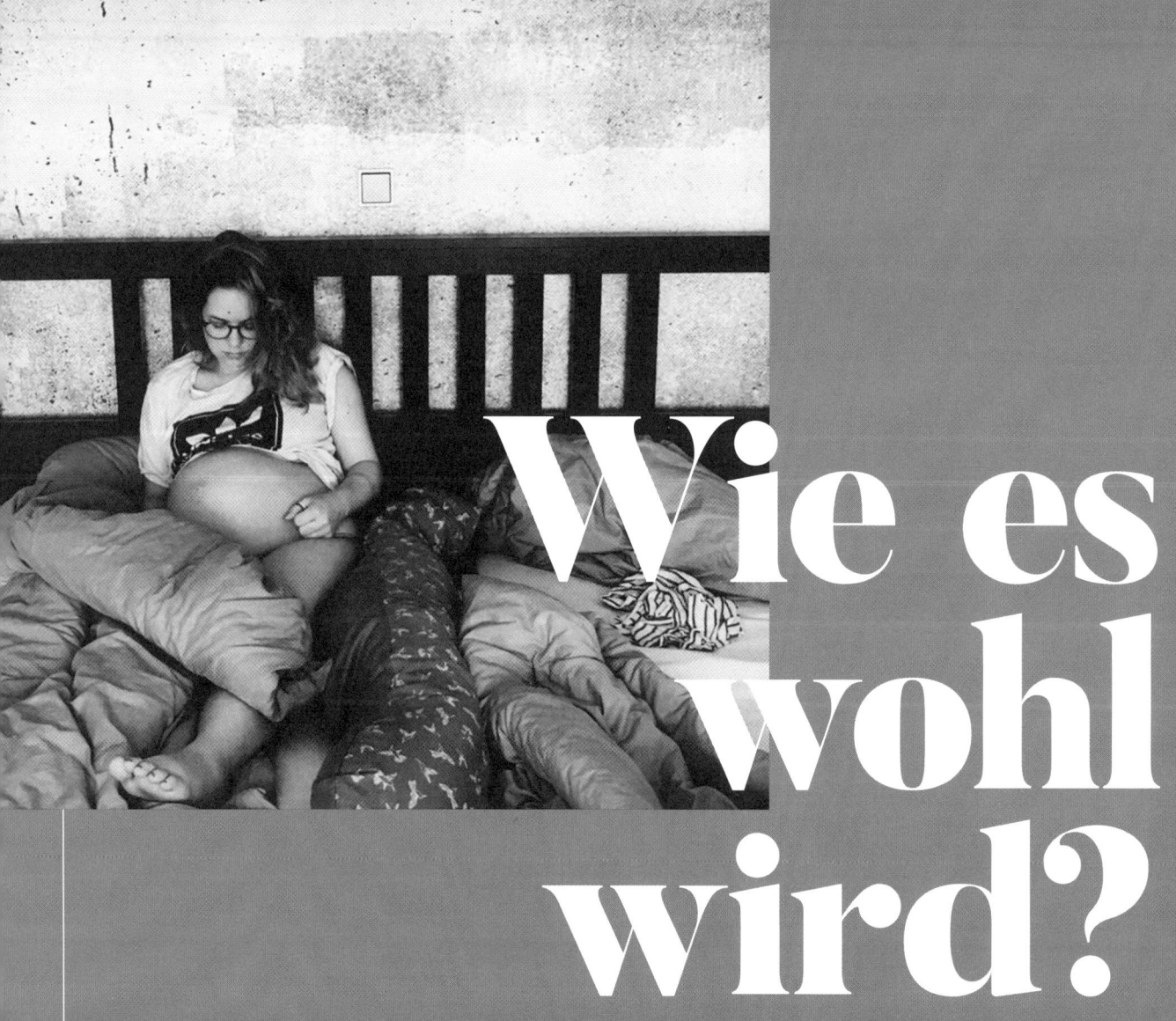

Wie es wohl wird?

2.00 Uhr.

Ich liege hellwach im Bett.

Unser i-Pünktchen turnt im Bauch und ich mache mir Gedanken über das, was bald sein wird.

Diese neun Monate waren bisher unglaublich, aber auch so unreal. Alles fühlt sich an wie ein Film. Ein Film, der bald unser Leben komplett verändern wird, wenn man anderen Müttern und Büchern glaubt. Ich frage mich, ob ich unser i-Pünktchen so lieben kann, wie ich meinen Mann liebe. Ob ich fähig bin, ein anderes Leben durchs Leben zu lieben. Ob ich alles fürs i-Pünktchen machen werde, oder ob ich doch zu egoistisch bin. Ob mein Leben dann glücklicher und erfüllter sein wird – auch ohne Arbeit. Ob wir als Eltern erwachsen genug sind, um ein Kind großzuziehen. Meine Gedanken überschlagen sich in solchen Momenten und ich habe einen Kloß im Hals. Und eine riesige Panik vor einer Aufgabe, für die ich mich nicht bereit fühle. Diese Gedanken zu äußern, mein Innerstes nach außen zu kehren, mich gedanklich auszuziehen – das macht man nicht, man zeigt keine Schwächen, keine Ängste. So ist unsere Gesellschaft. Traurig. Ich kann das aber nicht. Gedanken müssen raus. Ich brauche nicht mal eine Antwort auf meine Fragen, insgeheim weiß ich sie ja doch schon. Aber dieser Schwebezustand macht mich fertig. Ich will wissen, woran ich bin, damit ich mein Leben auf die Kette kriege und nicht das Gefühl habe, alles gegen die Wand zu fahren, was ich mir aufgebaut habe.

GEDANKEN UND BILD VON TAMI DONATH
@tamidonath

Es ist nicht immer alles schön

„Wenn ich jetzt nicht aufstehe, dann liege ich wahrscheinlich bis zum Ende des neunten Monats hier!", das dachte ich in Schwangerschaftswoche 11, als mein Blick um 15 Uhr nachmittags gelangweilt auf die Uhr neben dem Bett fiel. Nichts wollte mir richtig Freude machen.

Einen Tag nachdem wir den positiven Test in der Hand hielten, flogen wir für dreieinhalb Wochen nach Südafrika, meine Wahlheimat. Ein Traum sollte wahr werden: Ein Luxus-Safari-Camp in einem privaten Wildpark. Doch schon die erste Übernachtung im Glamping-Zelt, umgeben von Insekten und eingehüllt in schwüle Luft, brachten mich an meine körperlichen Grenzen – es fiel mir schwer, meinen Mageninhalt bei mir zu behalten.

Nach dem Urlaub, in Schwangerschaftswoche 9, kam dann auf einmal ein komisches Gefühl in mir hoch. Erinnerungen an eine längst vergessene Zeit, in der ich ein Baby verloren hatte: Eine fremd-forcierte Abtreibung im Alter von 20 Jahren!

Die Gedanken wollten nicht aufhören. Ich versuchte, mich abzulenken, aber was soll bei so einem Thema schon helfen? Mein Herz wurde immer schwerer. Eigentlich wollte ich mich freuen! Das neue Leben willkommen heißen und Wandfarbe für ein Kinderzimmer aussuchen. Ich beschloss, mich erst einmal ins Bett zu legen.

Täglich erhielt ich WhatsApp-Nachrichten mit Nachfragen: „Hey, wie gehts?" Ja, was sollte ich da antworten? Ich schrieb besser gar nicht erst zurück.

In der 12. Woche hatte ich meine Vorsorgeuntersuchung. „Geht es Ihnen gut?", fragte die Gynäkologin und lächelte empathisch. „Nein, es geht mir nicht gut", antwortete ich. Die Ärztin war besorgt: „Sie sollten das wirklich ernst nehmen. Das könnte sich negativ auf die Entwicklung Ihres Babys auswirken und die Geburt erschweren." Sie gab mir die Nummer einer Psychotherapeutin und empfahl mir, sofort eine Hebamme zu suchen, die mich unterstützen sollte. „Am besten wäre eine Beleghebamme. Sie übernimmt die Vorsorge und ist auch bei der Geburt dabei." Das klang nach einem weisen Rat, und ich fasste neuen Mut. Wenigstens bildete ich mir meine Traurigkeit nicht ein, darüber hatte ich mir schon Sorgen gemacht.

Doch mein erster Termin bei der Therapeutin war sehr ernüchternd. Wir saßen in ihrem grauen Büro mit abgedunkelten Jalousien und sie suchte nach Kindheitstraumata. Ihre Diagnose: eine mittelschwere Depression! Die Behandlung müsste ich aber selbst bezahlen. Das wollte ich mir nicht leisten, nicht bei der grauen Frau!

„Wenn das nur die Hormone sind," dachte ich, „dann kann es doch nicht so schlimm werden!" und legte mich zurück ins Bett. Der Haushalt musste warten. Doch als ich keine Kassentherapeutin fand und nur auf der Warteliste landete, fühlte ich mich hilflos und allein. Wenn ich an der Reihe wäre, wäre die Schwangerschaft schon vorbei. In was für eine Welt bringe ich mein Baby hier eigentlich? Der Gedanke war gesät und schlug Wurzeln. Eigentlich hatte ich mich so sehr auf unser Kind gefreut. Viele Jahre glaubte ich nicht mehr an den Mann fürs Leben. An den, der bleibt und mit dem ich alt werde. Mit dem ich eine Familie gründen und aufs Land ziehen würde. Den meine Kinder fröhlich „Papa" rufen und der ohne großes Murren mit ihnen durch den Regen stiefelt, denn die Arbeit könnte warten. Doch endlich hatte ich Philipp, meinen Traummann, gefunden. Und dann wurde ich schwanger.

In Schwangerschaftswoche 15 kam eine Freundin aus der Kirche zu Besuch. „Hey, gehts dir gut?", fragten Leute am Anfang noch sonntags in der Gemeinde. „Ja, alles wunderbar", antwortete ich dann mit einem gequälten Lächeln. Doch nach einiger Zeit konnte ich es nicht mehr ertragen und blieb zu Hause. Meine Freundin ermutigte mich: „Es ist okay, wenn es dir schlecht geht. Du musst nichts vorspielen!" Das sollte mich aufmuntern, aber ich verspürte einen seltsamen Druck. Sollte ich nicht eine bessere Gastgeberin sein, statt im Bett zu liegen?

Eine Woche später wagte ich den Blick aus dem Fenster. Die Welt draußen sah beklemmend und befremdlich aus. „Ob ich da wohl noch hingehöre?", fragte ich mich und beobachtete die Menschen, die die Straße rauf und runter liefen.

In der Gemeinde ging alles weiter wie immer: Putzdienste, Teammeetings und Veranstaltungen, die nur etwas für gesunde Leute sind. Nichts für Leute wie mich. „Schwangerschaft ist keine Krankheit" hörte ich immer wieder. Richtig! Aber ich war schwanger und krank!

Ich telefonierte mit der Gemeindeseelsorgerin. Wir stellten fest, dass ich noch ein paar Menschen vergeben musste. Also beteten wir zusammen. Es tröstete mich, aber es nahm die tiefsitzende Traurigkeit nicht weg, die über unserem Haus hing wie eine schwarze Wolke. Mein Mann und ich stritten immer mehr. Er musste einkaufen, putzen und arbeiten. Abends lagen wir zusammen im Bett und lasen manchmal Bücher über Schwangerschaft, die Geburt und die ersten Wochen mit dem Baby. Das tat gut und gab neue Kraft, doch bereits am nächsten Tag hatten wir wieder Differenzen. Gedanken schlichen sich ein: „Wenn ich nicht mehr da wäre, dann müsste mein Kind nicht in diese Welt geboren werden und mein Mann könnte glücklich werden." Ich

wusste nicht, wie ich solche Gedanken aufhalten konnte.

Ab der 18. Schwangerschaftswoche hatte ich nicht mehr viel Hoffnung auf Normalität. Ich hatte bereits so viel Zeit im Bett verbracht, dass die Welt sich ohne mich weiterdrehte. Freunde waren mit anderen Dingen beschäftigt und ich wollte ihnen nicht zur Last fallen. Ich suchte noch einmal nach einer Therapeutin und stieß auf eine sehr sympathische Frau mit kastanienbraunem Haar und einladendem Lächeln. Sie war ungefähr in meinem Alter und die Bilder auf ihrer Homepage sahen so aus, als wären sie mit Liebe zum Detail ausgesucht worden. Ich beschloss, es auf einen erneuten Versuch ankommen zu lassen. Ihre Rückmeldung war sehr positiv: Sie antwortete schnell, informativ und entgegenkommend. Und obwohl auch sie nur Privatpatienten nahm, war ich irgendwie fröhlich gestimmt. Finanziell würde das einige Einschnitte bedeuten, aber meine Gesundheit hatte Vorrang. Ich wagte einen neuen Versuch.

Der erste Besuch war ein Volltreffer. Ich sprudelte über vor Begeisterung, als ich nach Hause kam. Ich fühlte mich verstanden und akzeptiert. Ihr Sprechzimmer war hell und freundlich und an den Wänden hingen Bilder von Südafrika, ein kleines Stück Zuhause.

In den Monaten bis zur Geburt besuchte ich sie im Zwei-Wochen-Rhythmus und wurde von ihr immer und immer wieder daran erinnert, dass ich mich nun einmal so richtig um mich selbst kümmern darf. Sie legte mir nahe, nur das zu tun, was mir guttat. Das waren neue Horizonte für mich, denn seit Jahren stand immer das im Mittelpunkt, was ich für andere tun konnte.

Zum ersten Mal in meinem Leben war ich dankbar für Therapeuten und Ärzte – und mein Bauchgefühl. Denn auch meine Hebamme war ein Hauptgewinn. Ich entschied mich für eine Geburt im Geburtshaus. Ganz natürlich in einem vertrauten Umfeld. Es war fast etwas befremdlich für mich, mir ein neues Sicherheitsnetz aufzubauen – außerhalb der Gemeinde. Aber ich verstand, dass es professioneller Hilfe bedarf, um gesunde Entscheidungen zu treffen, die für meinen Mann, mein Kind und mich richtig sind.

Je mehr ich das annahm, umso größer wurde auch wieder die Vorfreude auf das Baby. Die giftigen Gedanken fanden keinen Nährboden mehr. Auch wenn ich bis zum Ende der Schwangerschaft ängstlicher blieb als die meisten meiner Freundinnen und noch manche Nacht mit Alpträumen von Vergangenem aufwachte, so vertraute ich den Worten meiner liebevollen Hebamme, die sagte: Eine Geburt hat etwas Heilsames. Es ist, als würde mit einem Mal alles durchgespült werden.

Endlich war es so weit. Ich wusste, dass das Mutterglück auf der anderen Seite des Schmerzes lag und gab alles. Als ich mit letzter Kraft das kleine Köpfchen meines Sohnes aus mir herauspresste, der nicht aus mir glitt, sondern flog, spürte ich eine unbekannte Freiheit, fast als wäre ich eine neue Person. Und ein kleiner Weltentdecker kroch innerhalb weniger Sekunden über meinen Bauch gen Mamas Brust, und genoss sein erstes Frühstück in dieser neuen, unbekannten Welt.

GEDANKEN VON SHILOH
@ @shilohzache

Was soll rein?

Die Kliniktasche – oft aufgeschoben bis irgendwann und bis es vielleicht zu spät ist. Ab der 35. Schwangerschaftswoche solltest du sie parat halten. Hier eine kleine Hilfe.

Checkliste

PDA-Formular

Frage deine Hebamme oder im Vorbereitungskurs danach. Niemand möchte einen Fragebogen während der Geburt beantworten. Du kannst jetzt schon alles ausfüllen und „für den Fall" mitnehmen. Lasse bestimmte Felder (z.B. Datum, Unterschrift) frei und trage sie nach, wenn es so weit ist.

Socken

Sie sind von enormer Wichtigkeit, denn kalte Füße hemmen deine Wehen.

Still-BHs

Vor der Geburt Still-BHs zu kaufen, ist genauso unsinnig wie das mit der Stillkleidung (siehe unten). Still-BHs werden erst dann interessant, wenn du und dein Baby ein „eingestilltes Team" seid und deine Brüste sich auf eine Maximalgröße festgelegt haben. Warte damit unbedingt ein paar Wochen.

Stillkleidung

Du kannst dir extra Stillkleidung für die Zeit nach der Schwangerschaft anschaffen oder du sparst dir das Geld und ziehst einfach Still-BH, Unterhemd und normale Oberteile an. Denn ganz ehrlich, damit kann man auch ganz normal stillen. Außerdem treffen die Klamotten noch eher deinen Geschmack als das, was es so an Stillkleidung auf dem Markt gibt.

Stilllicht & Klopapier

Ersteres ist sehr sinnvoll, wenn du nicht alleine auf dem Zimmer bist und für Zweiteres wirst du noch dankbar sein, wenn du das Schmirgelpapier im Krankenhaus mal ausprobiert hast.

Leere Trinkflasche mit Saugverschluss

Die wird nach der Geburt erst richtig interessant für dich. Einfach beim Pinkeln lauwarmes Wasser aus der Flasche über deinen Schoß laufen lassen. Das lindert das Brennen der Geburtsverletzungen bei Toilettengängen.

FÜR DIE GEBURT

- ☐ Versicherungskarte
- ☐ Kleingeld für den Parkautomaten
- ☐ Mutterpass
- ☐ *Vorausgefülltes PDA-Formular*
- ☐ *Socken*
- ☐ dunkles Nachthemd/langes Shirt
- ☐ Strohhalm, um im Liegen zu trinken
- ☐ Traubenzucker
- ☐ Haargummi

FÜR DANACH

- ☐ Lippenpflegestift für trockene Lippen
- ☐ Hausschuhe
- ☐ Schlafanzug
- ☐ *Lockere Sport-BHs*
- ☐ Schwarze Baumwoll-Slips
- ☐ *Kleidung, mit der du bequem stillen kannst*
- ☐ Pullover oder Strickjacke
- ☐ Waschlappen + Handtuch
- ☐ Duschgel + Shampoo in Reisegröße
- ☐ Deo
- ☐ Zahnbürste + Zahnpasta
- ☐ Haarbürste, Haargummis, Spangen
- ☐ Trockenshampoo (für Spontan-Besucher)
- ☐ *Stilllicht*
- ☐ *eigenes Klopapier*

- ☐ Handy + Ladekabel
- ☐ Stilleinlagen
- ☐ Brustwarzensalbe
- ☐ *leere Trinkflasche mit Saugverschluss*

FÜR DEN WEG NACH HAUSE

- ☐ passend zur Jahreszeit ein Outfit für dein Baby
- ☐ bequeme Kleidung für die Mama, wenn es nach Hause geht. Am besten Jogginghose und ein weites Shirt.

NOCH WAS?

- ☐ _____
- ☐ _____
- ☐ _____
- ☐ _____
- ☐ _____
- ☐ _____

Die *kursiv* gekennzeichneten Punkte sind besonders hilfreich, dazu findest du auf der linken Seite eine kurze Erläuterung.

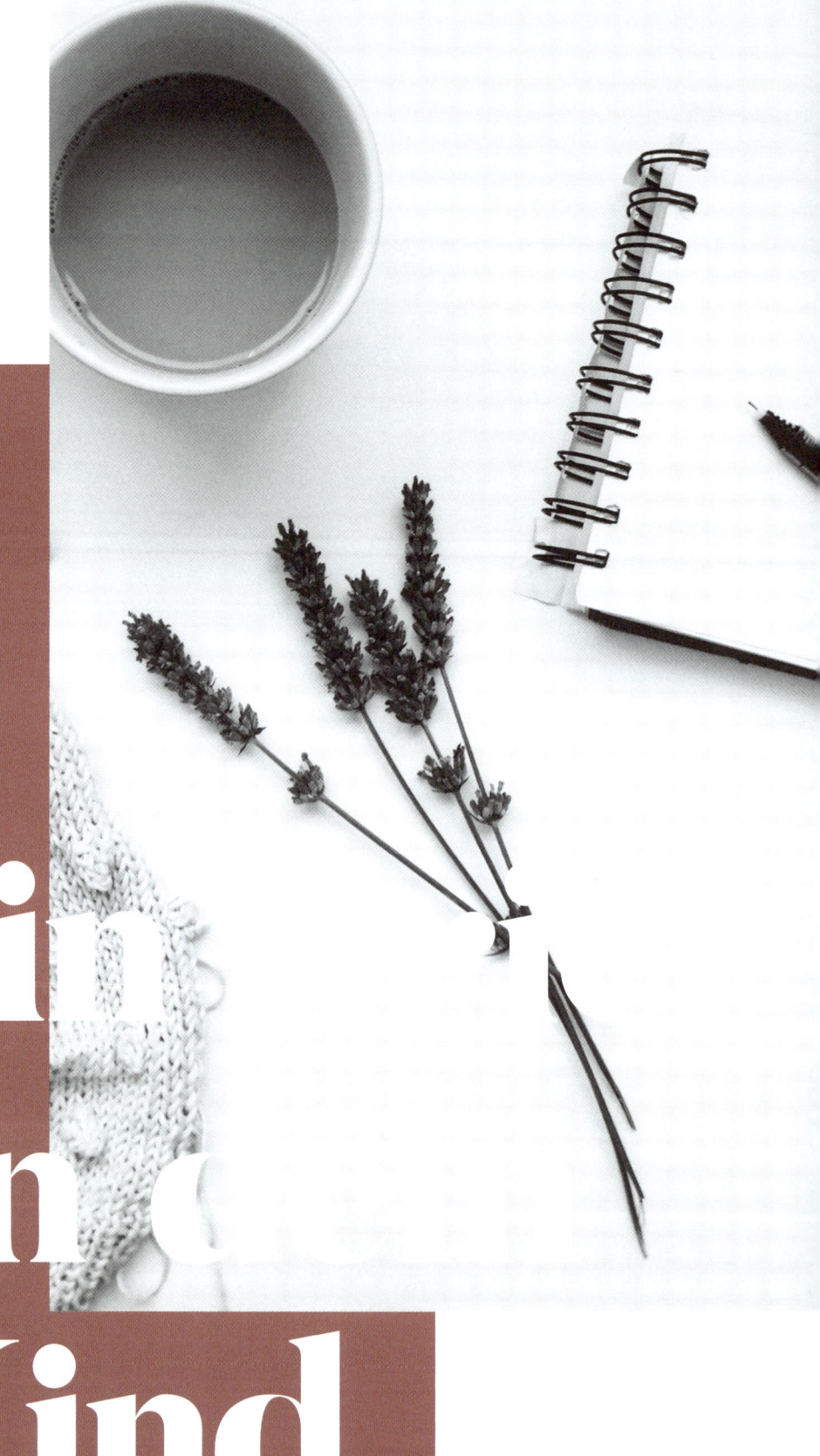

Ein
an
Kind

Mein Kind,

Deine Mama

Sprich das Unsichtbare ins Sichtbare

Wie ich nach Jahren des Wartens doch noch Mutter werden durfte

Jeder kennt Situationen, die so aussehen, als könnten sie sich nicht mehr verändern.

Viele Stationen auf unserem verrückten Lebensweg sahen so aus, als würden sie sich nie mehr verändern. Wenn jemand in seinem Leben mit hoffnungslosen Situationen konfrontiert war, dann ich!

Die Tatsache, dass ich gerade diesen kleinen Beitrag für dieses Buch schreiben darf, macht mir wieder einmal bewusst, wie gut Gott in den letzten Jahren zu mir gewesen ist und wie viele Situationen er zum Positiven gewendet hat. Nach über zehn Jahren Kinderlosigkeit sind wir im Herbst 2019 überraschend Eltern unserer kleinen Adoptivtochter geworden und mein Herz schwappt über vor Freude!

Auch die Ehe mit meinem lieben Mann Matthias ist für mich ein Wunder, denn nach drei Trennungen in den Jahren 2004-2007 hatte ich alles andere als Hoffnung, dass wir je wieder zusammenfinden würden. Doch es kam anders ... das unsichtbare Bild in meinem Herzen von einer gemeinsamen Zukunft wurde wahr, inzwischen sind wir über 12 Jahre glücklich verheiratet und das ist auch der Grund, warum ich mir dieses Thema als Beitrag ausgedacht habe. Wirklich jeder kennt Situationen, die hoffnungslos erscheinen. Ob mit „schwierigen" oder kranken Kindern, ob mit der Situation, ungewollt kinderlos zu sein oder bei Familienstreitigkeiten – wie oft wollen wir aus der eigenen Kraft heraus etwas verändern und stehen vor einer Mauer?

Von klein auf erlebte ich einen Gott, der für mich da ist, aber viele Jahre habe ich nicht verstanden, was es heißt, aktiv im Glauben zu leben und Anliegen zum Positiven zu bewegen. Es gab sogar Jahre, in denen ich von der Institution Kirche Abstand genommen hatte, weil ich einfach zu vielen religiösen Dingen keinen Bezug (mehr) hatte. Mein Herz sehnte sich nach einem praktisch erlebbaren und liebenden Gott, aber erst Jahre später durfte ich die Antworten auf meine offenen Fragen und Zweifel empfangen.

Über viele Umwege fand ich zu Jesus zurück und entdeckte in der Bibel seine wertvollen Prinzipien des Glaubens. So heißt es z.B. in Hebräer 11,1 sinngemäß: Der Glaube ist eine feste Zuversicht auf das, was man hofft, eine Überzeugung von Tatsachen, die man (noch) nicht sieht. Welche Dinge kannst du (noch) nicht sehen?

Mit den inneren Augen und dem Herzen sehen lernen

In meinen scheinbar ausweglosen Situationen lernte ich, mit den inneren Augen zu sehen. Die Wirklichkeit, die ich noch nicht sah, wurde für mich realer als die Wirklichkeit vor meinen Augen. Mit jedem Anliegen, das sich im Glauben gemeinsam mit Gott bewegen ließ, wuchsen meine Zuversicht und mein Vertrauen in einen starken, liebenden Gott, der helfen möchte, WENN wir dazu bereit sind, unseren Glauben einzusetzen. Das mag sich jetzt sehr leicht lesen, einfach die Situation mit den Augen des Glaubens zu betrachten, aber die Umstände, durch die ich gegangen bin, waren an manchen Tagen ein persönliches Tal des Todesschattens. Auch wenn ich zum Beispiel dieses Bild von einer heilen Zukunft, von einer glücklichen Jeannette als Mutter sehen konnte, so war es dennoch kräftezehrend, vor meinen Augen den leeren Platz, der gefüllt werden wollte, sehen zu müssen.

Es ist niemals leicht, auf einem Scherbenhaufen zu sitzen, und an dem inneren Bild des veränderten Zustandes festzuhalten. Aber da fängt Glauben an – und unsere Geschichte.

Das Unsichtbare denken und aussprechen

Das Unsichtbare zu sehen, bedeutet auch, das Unsichtbare zu denken. Nachdem wir über Jahre keine Kinder bekommen konnten und wir älter wurden, klopften natürlich der Neid, die Bitterkeit oder die Hoffnungslosigkeit an mein Herz. Ich wusste aber zu diesem Zeitpunkt, dass gerade mein Herz mein wichtigstes Gut war und wenn dort Bitterkeit Einzug halten würde, hätte ich verloren. So begann ich mich als Mutter zu sehen und in stillen Minuten am Morgen stellte ich mir vor, wie ich eine liebevolle Mutter sein würde. Ich malte mir in vielen Details aus, wie es wäre, ein Baby zu haben und erlaubte giftigen Gedanken nicht, die man übrigens kaum vermeiden kann, ein Nest in meinem Kopf zu bauen. Ich begann darauf zu achten, was ich in Gesprächen sagte und merkte schnell, dass ich auch meine Worte verändern musste, wenn ich aktiv im Glauben Anliegen verändern wollte. Man hörte mich eigentlich nie sagen, dass ich kinderlos bin, sondern „Mama in Vorbereitung" – was für mich einen erheblichen Unterschied machte. Weder wusste ich, auf welchem Wege mich Gott zu einer Mutter machen würde, noch den Zeitpunkt. Diese Dinge habe ich an Gott abgegeben und versucht, in der Zwischenzeit mit dem, was mir geben wurde (Talente, Beziehungen, Aufgaben) verantwortungsvoll umzugehen.

Bereite dich vor

Aktiver Glaube ist aber mehr, als das Unsichtbare zu denken und zu sprechen. Aktiver Glaube lässt dich handeln. Irgendwann erkannte ich, dass ich in meinem Anliegen einen Schritt weitergehen wollte und wir bereiteten im Frühjahr 2019 das Kinderzimmer vor, was absolut skurril auf Freunde gewirkt haben muss. Aber ganz tief in mir wusste ich, dass es nicht mehr lange dauern würde und ich bereitete mich vor. Zu diesem Zeitpunkt begannen auch die Gespräche mit dem Jugendamt und selbst unser Berater war erstaunt, als er beim Hausbesuch feststellte, dass wir bereit sind. Dieses Wort „bereit" schrieb er sogar in seine Akte und ich glaube, Gott hat in diesem Moment gelächelt, denn wie oft möchte er etwas für uns tun, aber wir sind nicht bereit für das, was wir erbeten?

Bete für die kleinen Details

Alles ging dann wahnsinnig schnell mit unserer Adoption. In der Zeit, in der wir uns vorbereiteten, wuchs unser Baby schon in einem anderen Bauch heran und irgendwie spürte ich die ganze Zeit, dass unser kleiner Schatz schon irgendwo da draußen war. Ich begann, täglich für das ungeborene Kind und seine Mutter in Not zu beten und wurde mutig, auch Details ins Gebet mit einzubeziehen. So wünschten wir uns ein ganz junges Baby, ich betete, dass es keine Gewalt oder Vernachlässigung erleben musste, ich betete, dass die Mutter seelische Beratung und körperliche Hilfe erfährt. (Viele verzweifelte Frauen bringen ihre Kinder alleine zur Welt ohne medizinische Hilfe.) Und was soll ich sagen? Alle Anliegen hat Gott erhört! Unser Kind durften wir noch im Krankenhaus kennenlernen, sie hatte keinerlei körperliche Schäden und die Mutter war die erste, die in dieser Form der anonymen Beratung mit Entbindung im Krankenhaus in unserem Landkreis Hilfe angenommen hat.

Sei kühn im Gebet und lerne Gott ganz neu kennen! Womöglich mag es einige Jahre dauern, bis du eine Antwort erhältst, aber in all den Jahren darfst du nie die Zuversicht verlieren. Gottes Timing ist immer perfekt!

JEANNETTE MOKOSCH
@jeannettemokosch

Phänomen Mütter-mafia

Ich habe in meinem Leben schon viele Konkurrenzkämpfe geführt. Im Kindergarten gegen diese eine dumme Nuss, die mir ohne zu fragen einfach so die Lieblings-Barbie aus den Händen riss. In der Grundschule schlug ich mich durch erbitterte Kämpfe mit so ziemlich jedem Mädchen, das meiner Sandkastenliebe schöne Augen machte. Er hatte aber auch die schönsten Sommersprossen. Und dann steckte ich schon mitten drin in der Pubertät. Den größten Kampf bestritt ich in dieser Phase meines Lebens mit mir selbst. Geplagt von Selbstzweifeln, Hormonen und zänkischen Weibsbildern aus meinem Umfeld. Wie fies können die bitte sein? Aber hey, die paar Jahre bekam ich auch rum. Irgendwie.

Die ‚eine Wahrheit‘ anderer

Als ich meinen Abschluss in der Tasche hatte, merkte ich schnell, dass ich mich irrte. Ich war inzwischen achtzehn Jahre alt, aber die Sticheleien unter und zwischen uns Mädels nahmen kein Ende. Mit dem Unterschied, dass trotz der Zunahme an Hirnreife der Großteil vorhandener Unstimmigkeiten hinter jedermanns Rücken ausgetragen wurde.

Dieses Jahr werde ich dreißig. Und neben dem „langen weißen Bart", der mir in dieser Zeit gewachsen ist, gewinne ich die Erkenntnis, dass die Spitze des Berges vermutlich mit dem Eintritt ins Mama-Dasein erreicht wird. Dabei ist es ganz egal, worum es geht und ob man vermeintlich al-

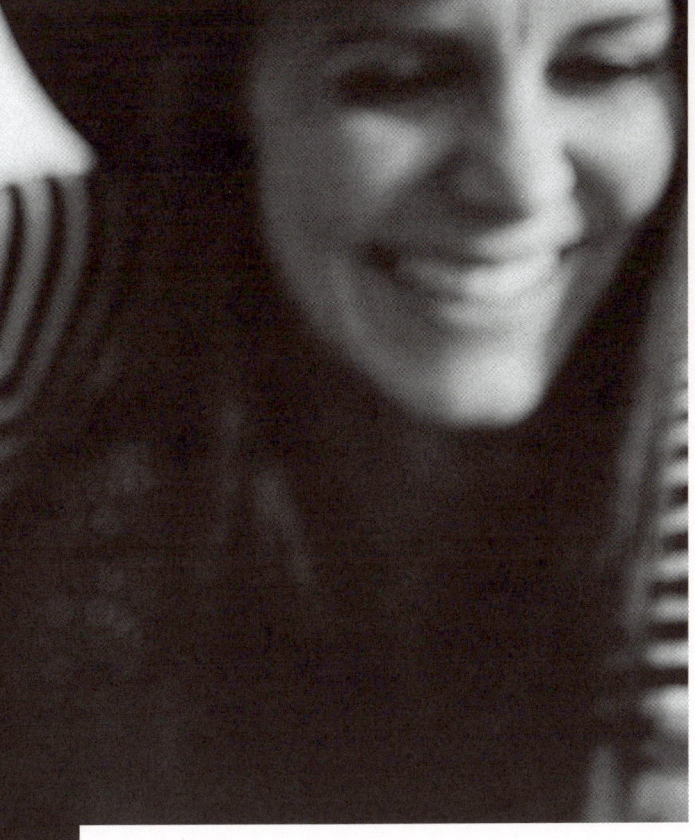

lich wurde ich zum ersten Mal Mama. Was wusste ich schon? Ich kann dir sagen: Mach nicht denselben Fehler. Bauchgefühl und Intuition regeln das. Ganz unabhängig davon, ob man noch kinderlos ist oder bei drei Pampersbombern aufgehört hat, zu zählen. Kopf, Bauch und Herz sind sehr verlässliche Richtungsweiser, wenn es um das eigene Kind geht. Und wenn fünf andere Mütter mit dem Finger auf einen zeigen – was zählt, ist die eigene Wahrheit. Jede Mama da draußen möchte das Beste für ihr Kind. Und genau aus dieser Intention heraus handeln wir. Alle. An welcher Stelle nehmen wir uns also das Recht heraus, über andere Mütter zu urteilen?

Über den Ausstieg aus der Mafia

Was auf den ersten Blick unmöglich scheint, kann funktionieren. Angefangen bei einem selbst. Wann auch immer man – aus welchem Grund auch immer – missmutig die Augenbraue nach oben zieht oder drauflos tratschen oder belehren möchte, tut man gut daran, sich auf die Zunge zu beißen und seine Weisheiten für sich zu behalten.

Wir sitzen alle im selben Boot und am Ende sind wir vor allem eins: Mama. Papa. Eltern. Nicht mehr und nicht weniger. Mit genau denselben Problemen, Ängsten und Zweifeln. Auch wenn darüber keiner spricht.

Die Lösung ist so einfach wie simpel und nennt sich Zusammenhalt. Unterstützung. Verständnis. Miteinander und füreinander. Manchmal reicht schon ein Lächeln in das müde Gesicht einer frischgebackenen Mama à la „Hey, ich verstehe dich!" oder „Du machst das toll!". Zum richtigen Zeitpunkt kann diese kleine Geste sich anfühlen wie ein ausgesprochenes Kompliment oder eine liebevolle Umarmung. Wer das für sich verinnerlicht hat und an andere weitergibt, trägt einen großen Teil dazu bei, dass das Phänomen Müttermafia endlich ein Ende hat und Mamis aufhören, sich gegenseitig zu verurteilen und herunterzuputzen.

Jede Entscheidung, die wir in Bezug auf unsere Kinder treffen, ist in der Regel durchdacht und hat nur ein Ziel: Den Windelpuper eines Tages wohlbehalten und vorbereitet auf die Welt loszulassen. Welche Mittel und Wege wir dafür einschlagen, obliegt dabei uns allein. Bekanntlich führen ja ganz viele nach Rom.

GEDANKEN VON VIVIEN

@realtalk.mommy

les richtig macht. Ob man will oder nicht, steckt man drin im Desaster, das sich Müttermafia schimpft. Das Problem beginnt schon in der Schwangerschaft. Es ist mit hoher Wahrscheinlichkeit falsch, wie man sich ernährt, ob man die obligatorischen drei Ultraschallkontrollen oder das Baby-TV-Package bei jeder Untersuchung bucht, sich für eine PDA unter natürlicher Geburt oder einen geplanten Kaiserschnitt entscheidet. Wenn das Kindchen dann da ist, spielt es keine Rolle, ob man stillt, das Fläschchen gibt, sich für oder gegen das Familienbett ausspricht, das Baby Tag und Nacht vor den Bug geschnallt trägt oder es im Kinderwagen durch die Weltgeschichte schuckelt, zuckerfrei im ersten Lebensjahr für gut befindet, Mini mit einem Jahr in die Einrichtung gibt oder sich bewusst für die eigenhändige Betreuung bis zum dritten Lebensjahr entscheidet. Es ist nicht richtig.

Das beste Argument: Intuition

Ladys, aus der Nummer kommt man so schnell nicht mehr heraus. Es wird sie immer geben: die absoluten Gegner und einhundert-prozentigen Befürworter. Die perfekten Mamas, die die Weisheit mit Löffeln gegessen haben und grundsätzlich verurteilen, wie andere ihre Kinder ernähren, erziehen, nennen oder gar anschauen.

Meine Reaktion darauf?

In der Schwangerschaft ließ ich die vermeintlich guten Ratschläge widerwillig auf mich einprasseln. Schließ-

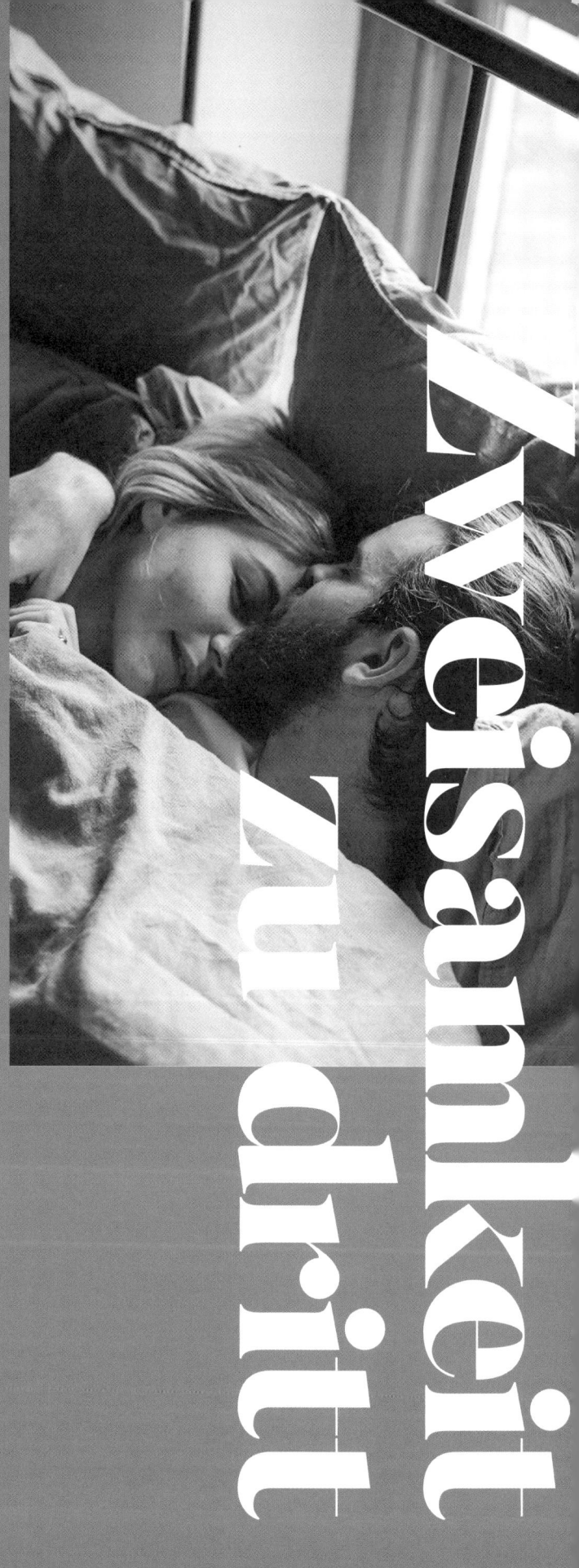

Zweisamkeit zu dritt

Ich habe mich immer darauf gefreut, Mutter zu sein. Ja, ich bin dafür geboren. Schon als Kind habe ich meine jüngeren Geschwister umsorgt und bemuttert. Auch für meinen Mann war es immer klar, dass wir irgendwann mal Kinder haben möchten. Nach einigen Jahren Ehe waren wir dann bereit, eine eigene Familie zu gründen. Er war etwas weniger überzeugt als ich, aber einverstanden. Tja, es sollte ein nicht ganz einfacher Weg werden. Nach einer Fehlgeburt und einer Eileiterschwangerschaft war es dann mein Mann, der mich motivierte, es wieder zu versuchen. Nun wollte er es fast mehr als ich.

Einen Monat später war es dann so weit: Ich war schwanger mit unserem Sohn. Zur ersten Diskussion kam es, als es um das Geschlecht ging. Ich wollte es unbedingt wissen, er wollte lieber eine Überraschung erleben. Als wir dann die Möglichkeit hatten, es zu erfahren, siegte aber bei uns beiden die Neugier. Wir beobachteten, wie das Mini-Baby im Bauch rumturnte und freuten uns. Aber wir hatten ja keine Ahnung, was das alles verändern würde.

Jeder freut sich anders

Mein Mann reagierte irgendwie anders, als ich erwartet hatte. Immer größer wurde sein Verlangen nach Freiheit und „sich noch mal ausleben wollen". Ich wollte eher ein Nest für den kleinen Wurm bauen, Kleider kaufen, Deko basteln, mir vorstellen, wie wir was machen werden und solche Dinge. Also tat jeder, was er für richtig hielt. Ich bastelte, er genoss seine Freiheit. Natürlich freute er sich, doch richtig real war es für ihn noch nicht. Es dauerte eine Weile, bis ich ihn verstand, denn bei mir war das anders. Ich bemerkte die Veränderungen meines Körpers schon sehr früh und irgendwann spürte ich auch den kleinen Wurm, wie er im Bauch herumtanzte. Mein Mann konnte von all dem ja nichts miterleben. Ich konnte es ihm erzählen, aber erleben konnte er es nicht.

Er sagte immer wieder, dass er sich ausgeschlossen fühlte. Ein bisschen besser wurde es, als auch er die Bewegungen spüren und den Herzschlag hören konnte. Zusammen kauften wir Babymöbel und ich legte immer viel Wert auf seine Meinung. Seine Haltung war und ist auch heute noch die, dass ich ja die Fachfrau bin und darum entscheiden sollte. Doch es ist unser gemeinsames Kind, nicht nur meines. Also gestaltete ich mit Rücksprachen das Kinderzimmer und recherchierte, welchen Kinderwagen, Autositz, Kindersitz, Babytrage etc. wir kaufen würden. Immer fragte ich nach seiner Meinung. Und immer häufiger hatte ich das Gefühl, dass es ihm einfach nicht wichtig war. Es folgte ein tiefes, klärendes Gespräch, in dem wir realisierten, dass er sich einfach anders freute als ich.

Auf einmal zu dritt

Die letzten zwei Monate verliefen dann so, wie ich es mir ausgemalt hatte: Freude am großen Bauch, Gespräche, wie wir was machen wollen etc. Nun wurde es eben auch für ihn langsam real. Die Geburt war wunderschön. Mein Mann hatte seine Rolle so übernommen, wie wir es zuvor besprochen hatten. Ich konnte mich zu einhundert Prozent auf ihn verlassen. Super! Im Spital auf der Wöchnerinnenstation herrschte Ausnahmezustand, also koordinierte er den Besuch, ich lernte wie man stillt. Da war noch alles großartig. Wir verstanden uns ohne Worte. Mein Mann blieb drei Wochen zu Hause und wir fanden in den neuen Alltag. Was wir aber im Vorfeld nicht bedacht hatten: Das war der einzige Urlaub, den mein Mann in diesem Jahr hatte. Klar, dass er da auch etwas unternehmen wollte. Ich hatte aber mit den Geburtsverletzungen zu tun. Es gab wieder Spannung zwischen uns und ein erneutes klärende Gespräch, eigentlich etwas zu spät, aber immerhin hatten wir es. So konnte jeder die Zeit genießen und wir fanden gute Kompromisse, um die Tage für uns beide gut zu gestalten.

Allerdings musste mein Mann danach wieder zur Arbeit und ich war alleine mit dem Baby zu Hause. Wie gerne wäre auch er länger zu Hause geblieben. Natürlich war es da nicht gerade förderlich fürs Gemüt, als der Sohnemann mit ca. fünf Wochen immer weinte, wenn er bei Papa war. Ich war sooooo müde und wollte, wenn mein Mann nach Hause kam, einfach Ruhe, duschen, schlafen oder etwas essen. Er war enttäuscht, weil das Baby weinte. Also hatte ich den Sohn wieder bei mir. Ein weiteres Gespräch muss-

te sein! Zum Glück war das erste Fremdeln nach nur einer Woche vorbei. Für Zweisamkeit blieb keine Zeit. Wenn der Kleine schlief, schlief ich auch. Wenn er nicht bei mir auf dem Arm war, war er bei seinem Vater. Wenn wir etwas unternahmen, war der Sohn ja auch dabei. Wir sahen das Problem, wussten aber keine Lösung. Zum Glück hatten wir in dieser Zeit etwas gelernt: immer, immer, immer miteinander reden! So wussten wir beide, wie sich der andere fühlte. Dies änderte zwar nichts an den Umständen, aber es änderte trotzdem alles. Wir verstanden einander und wussten, dass mit der Zeit wieder mehr Raum für Zweisamkeit kommen würde. Wir achteten darauf, uns wieder bewusst zu umarmen, zu küssen und zu kuscheln (wenn auch nur sehr eingeschränkt). Nach drei Monaten war es dann so weit: Wir hatten unsere erste Date-Night. Zwar nur für zwei Stunden beim fünf Minuten entfernten Italiener, aber immerhin.

Nach vier Monaten hatte der Sohn einen Rhythmus und ging um 21:00 Uhr ins Bett. Es folgte der erste Filmabend. Wunderbar!

Wir sind nun die Eltern

Etwas, was wir unterschätzten und sicher immer noch unterschätzen, ist die Verantwortung, die wir als Eltern haben. Wir müssen entscheiden, wer unserem Baby wie nahekommen darf. Wir müssen sagen, wenn etwas nicht passt. Auch zu den Großeltern. Das machte mir echt zu schaffen, denn wir waren nicht immer einer Meinung. Da diskutierten wir plötzlich darüber, ob die Großeltern das Baby nun küssen dürfen oder nicht. Oder ob der Kleine an Opas Finger nuckeln darf oder nicht. Uns wurde bewusst: Wir sind nun Eltern.

Wir sind immer noch wir. Wir kennen uns schon ewig. Und nun kennen wir uns auch als Eltern. Das ist herausfordernd, denn wir haben viel weniger Zeit zu zweit und sind dauermüde. Es wird mit Sicherheit immer wieder Sachen zu diskutieren geben oder Dinge zu klären, die wir nicht erwartet haben. Aber es ist spannend und wunderschön. Miteinander reden, zuhören und versuchen, zu verstehen, ist enorm wichtig. Herz an Herz. Damit der kleine Junge eine liebevolle Familie haben darf. Und wir eine glückliche Ehe.

GEDANKEN VON STEPHANIE

Von Powerfrau zu Powerfrau

Höre auf dein Bauchgefühl, google nicht so viel und vor allem: Sag deine Meinung!

— ANGELA

Hab keine Angst vor Fehlern. Jede Mama macht (unbewusst) welche. Wenn du weißt, dass du mit vollem Herzen dabei bist, brauchst du dir nichts vorwerfen.

— CHRISTINA

Du musst nicht alles toll finden, was mit Babys zu tun hat. Du darfst auch mal genervt sein von deinem Kind. Deine Bedürfnisse sind mindestens genauso wichtig wie die deines Kindes, nimm sie ernst. Dein Körper hat Großartiges vollbracht und das darf man ihm auch ansehen.

— ELENA

Ruhe bewahren, DU schaffst das und zwar auf DEINE GANZ EIGENE WEISE (egal, was in den ganzen Ratgebern auch stehen mag).

— LAURA

Jeder hat einen guten Rat oder will etwas beitragen. Aber man selbst weiß am besten, was für Mama, Baby und Familie richtig ist. Hör auf dein Gefühl.

— KIM

Bitte hör auf dein Bauchgefühl. Alle wissen es besser, vor allem kinderlose Menschen. Lass dich nicht verunsichern und dir einreden, du machst dies oder jenes falsch. Nein, du musst nicht die beste aller Mütter sein, du musst nur die bestmögliche Mutter für DEIN Kind sein!

— KRISTINE

Vertraue auf deinen Instinkt. Wenn man Mama wird, hat man ganz vieles im Gefühl und lässt sich leider durch Bücher, Zeitschriften, Internet und auch andere Mütter/Großmütter schnell verunsichern. Mach das, was du für richtig hältst und wäge ab, ob du Ratschläge anderer auch auf dein Mama-Dasein übertragen willst. Nicht alles passt auch zu jedem.

— MARLIES

Stress dich nicht. Suche dir ein bis zwei Frauen, denen du vertraust und folge ihrem Rat. Den Rest der vielen, oft ungefragten Ratschläge kannst du ignorieren! Geh lieber ein bisschen naiver in die Geburt als zu informiert.

— SARAH

Versuche jeden Moment zu genießen, auch die herausfordernden! Das ist die unglaublichste Reise überhaupt. Sei gnädig mit dir und deinem Körper, sowohl während der Schwangerschaft als auch nach der Geburt, denn er leistet Übermenschliches, um einem anderen Menschen Leben zu schenken. Vertraue dem, was dein Herz dir sagt, was gut für dich und dein Baby ist. Alle haben eine Meinung zu jedem Thema und man kann es nie allen recht machen. Und das solltest du auch gar nicht, es ist schon herausfordernd genug, den Bedürfnissen deines Kindes gerecht zu werden. Keiner erzieht perfekt, wir sollten uns deswegen locker machen und unserem Herzen folgen. Das bedeutet aber nicht, dass du das alles alleine machen musst. Frag ruhig nach Hilfe, es sind schon viele Frauen vor dir diesen Weg gegangen und haben eine Menge Tricks auf Lager. Genieß dein Baby, dein Kleinkind, genieß das Kuscheln und Tragen und Schlafen und Faulenzen und mach dich nicht verrückt mit Schlafrhythmus, Schlaflängen und ähnlichem. Es werden Zeiten kommen, da wirst du müde und sehr herausgefordert sein und dir wünschen, mal einen Tag allein sein zu können, aber ganz, ganz schnell ist diese Zeit vorbei und du wirst sie dir wahrscheinlich zurückwünschen. Denke immer daran: „Die Tage sind lang, die Jahre aber kurz."

— ANGELINA

Es ist völlig normal Angst zu haben. Egal was kommt, du schaffst das!

— JULIA

Es gibt keine Geburten zweiter Klasse. Es gibt Geburten, und alle sind unterschiedlich. Ein Kind zu bekommen, ist wirklich das Krasseste, was man machen kann. Alles ändert sich. Man wirft Prinzipien über Bord und im besten Falle tut man das ohne Gram. Dieser Sache, diesem Kind, dem Elternwerden liefert man sich am besten einfach aus und nimmt es an, wie es kommt. Was nützen einem Pläne und Vorstellungen, wenn man diese gemacht hat, ohne den neuen Menschen zu berücksichtigen, mit dem man nun sein Leben teilt?

— NADINE

Es ist das Schönste der Welt, dieses Mamasein. Aber es ist auch verdammt hart. Man kommt fast täglich an seine Grenzen. Doch man überwindet sie, und das mit der stärksten und reinsten Liebe, die man verspüren kann. Es ist das Wunderbarste der Welt, dieses Mamasein! Wirklich.

— SVENJA

Egal wie du dich fühlst, denke immer daran: Das, was dir anvertraut wird, kannst nur du meistern. Du wurdest dafür auserwählt! Und egal wie die Umstände gerade sind, wenn dein Kind größer wird und du ihm dann in die Augen schaust, wirst du denken, dass sich all das gelohnt hat.

— MONICA

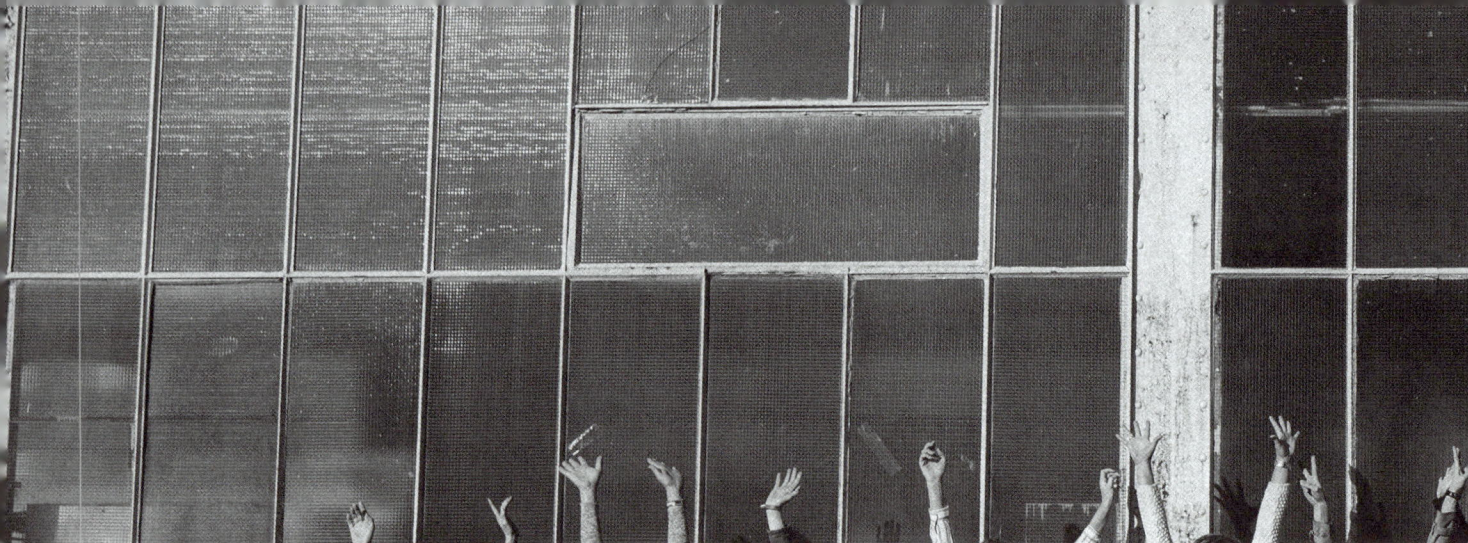

Sei ehrlich zu dir und sprich alle Gefühle aus, sowohl positive als auch negative. Alles ist okay und vieles regeln einfach die Zeit und die Hormone. Bau dir keine „Happy-Clappy-Scheinwelt" auf – ich befürchte, diese zerbricht recht bald. Transparenz und Ehrlichkeit tun nicht nur einem selbst gut, sondern auch anderen Mamas.

— KERSTIN

Bereite dich vor. Informiere dich über alle möglichen Themen. Bilde dir eine Meinung und nimm dir vor, was du möchtest und wie du es möchtest. ABER: Bleibe flexibel! Nicht alles wird so werden, wie geplant, deine Meinung zu Dingen wird sich ändern und manchmal klappt etwas aus irgendeinem Grund nicht. Genieße IMMER das Hier und Jetzt. Wenn du nicht mehr kannst, dann nimm die Hilfe an, die man dir anbietet. Das ist kein Zeichen von Schwäche! Nimm dir die Zeit, die du brauchst. Ach ja: Du wirst dein Baby nicht durch „zu viel" Nähe verwöhnen und es muss nicht weinen. Absolut alles muss nur für dich, deinen Mann und dein/e Kind/er passen.

— STEPHANIE

Es ist alles nur eine Phase und geht vorbei ;).

— VANESSA

Wir sorgen mit unserem Körper für eine geschützte Umgebung während der Schwangerschaft, damit sich das Baby entwickeln kann – so lange, bis es bereit ist, auf die Welt zu kommen. Jeder Dehnungsstreifen ist gewollt, jedes Fettpölsterchen hat seine Daseinsberechtigung. Lerne, deinen neuen Körper anzunehmen, wie er ist. Sei stolz auf ihn, denn er hat unfassbar Großes geleistet! Und lass dich von ihm ruhig jeden Tag daran erinnern.

— TAMI

Denke immer daran: Du bist die beste Mama für dein Baby. Ratgeber hin oder her. Jede Schwangerschaft, jede Geburt, jede Mama und jedes Baby ist anders. Sei du selbst und nimm dir die Zeit, dich als Mama zu finden. Es ist ein Prozess und der ist mit der Geburt nicht abgeschlossen. Und ja, dein Körper ist ein anderer. Das gehört dazu, aber lerne dich zu lieben! Gönne ihm die Zeit, sich zu erholen.

— PIA

Alles was du fühlen wirst, hat seine Berechtigung.

— VIVIEN

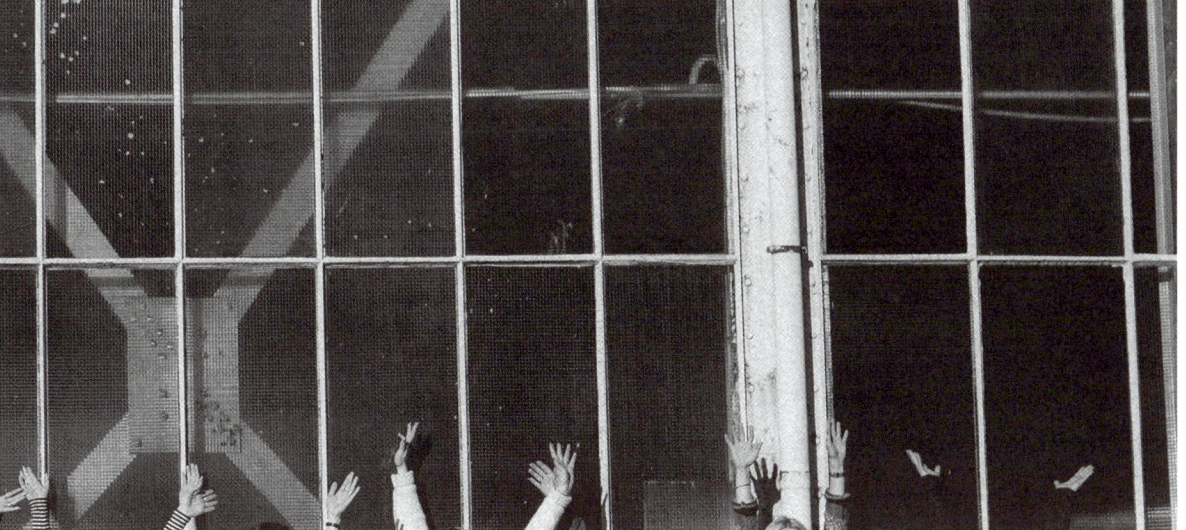

Du bist wunderbar, genauso wie du bist. Du bist Expertin für dein Kind und du darfst deinem Instinkt vertrauen. Du brauchst dich vor niemandem rechtfertigen, außer vor dir selbst! Scheue dich nicht, um Hilfe zu bitten, aber scheue dich auch nicht davor, Menschen in Schranken zu weisen, wenn sie deine Grenzen oder die Grenzen deines Kindes überschreiten. Du musst es keinem recht machen außer deinem Kind! Du bist stark, du hast einen Menschen geboren! Und du bist wunderschön, vergiss das nie!

– LARISSA

Höre auf deinen Bauch, alles, was du als Mama benötigst, trägst du in dir!

– ESTHER

Hör auf dein Bauchgefühl!

– FRANZISKA

Es fällt uns oft schwer, im Hier und Jetzt zu sein: Wir denken daran wie es ist, in der 30. Schwangerschaftswoche zu sein oder während der Geburt oder im Wochenbett oder wenn unsere Schätze das erste Mal lächeln, den ersten Zahn haben oder den ersten Schritt gehen ... halte inne und genieße jeden einzelnen Moment! Denn die Zeit verfliegt und wie schade wäre es, wir würden all das hier – unser Leben – nicht richtig genießen?

– SALOME

Mamasein ist kein Wettbewerb. Im Gegenteil, wir sind alle im gleichen Club! So sollten wir uns auch gegenseitig behandeln. Mit Respekt, unvoreingenommen, hilfsbereit. Lasst uns doch mal ein offenes Ohr füreinander haben und aufhören, uns miteinander zu vergleichen. Nicht ständig diskutieren, wer was besser macht. Einfach mal nett zueinander sein. Dazu gehören auch die Schwiegermütter! Denn letztendlich haben wir alle die gleiche Aufgabe, die gleichen Sorgen und die gleichen Ängste.

– ANONYM

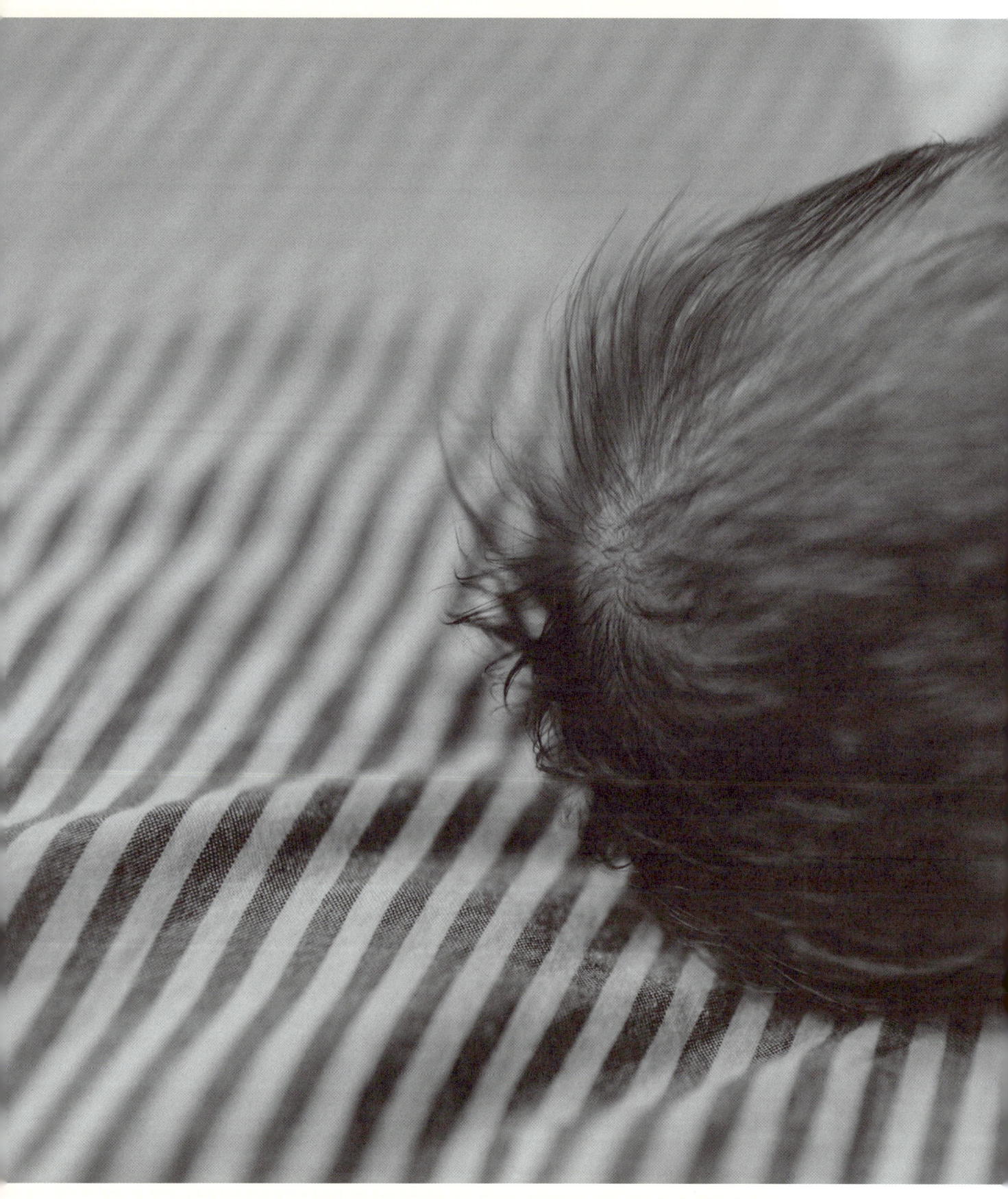

Der Geburts- Tag

Alles dreht sich nur noch um diesen einen Tag. Alles muss perfekt laufen, oder?

Geburtsberichte sind dazu da, um zu zeigen, wie unterschiedlich eine Geburt verlaufen kann und auch soll! Es gibt keine Geburten zweiter Klasse und auch keine falsche oder richtige Art zu gebären. Die Geburt deines Kindes ist genauso einzigartig wie du selbst. Lies dir die Berichte auf den folgenden Seiten durch, lass dich inspirieren, begegne jeder Geburtsart unvoreingenommen und nimm dir mit, was für dich passt.

In einem sind wir alle gleich

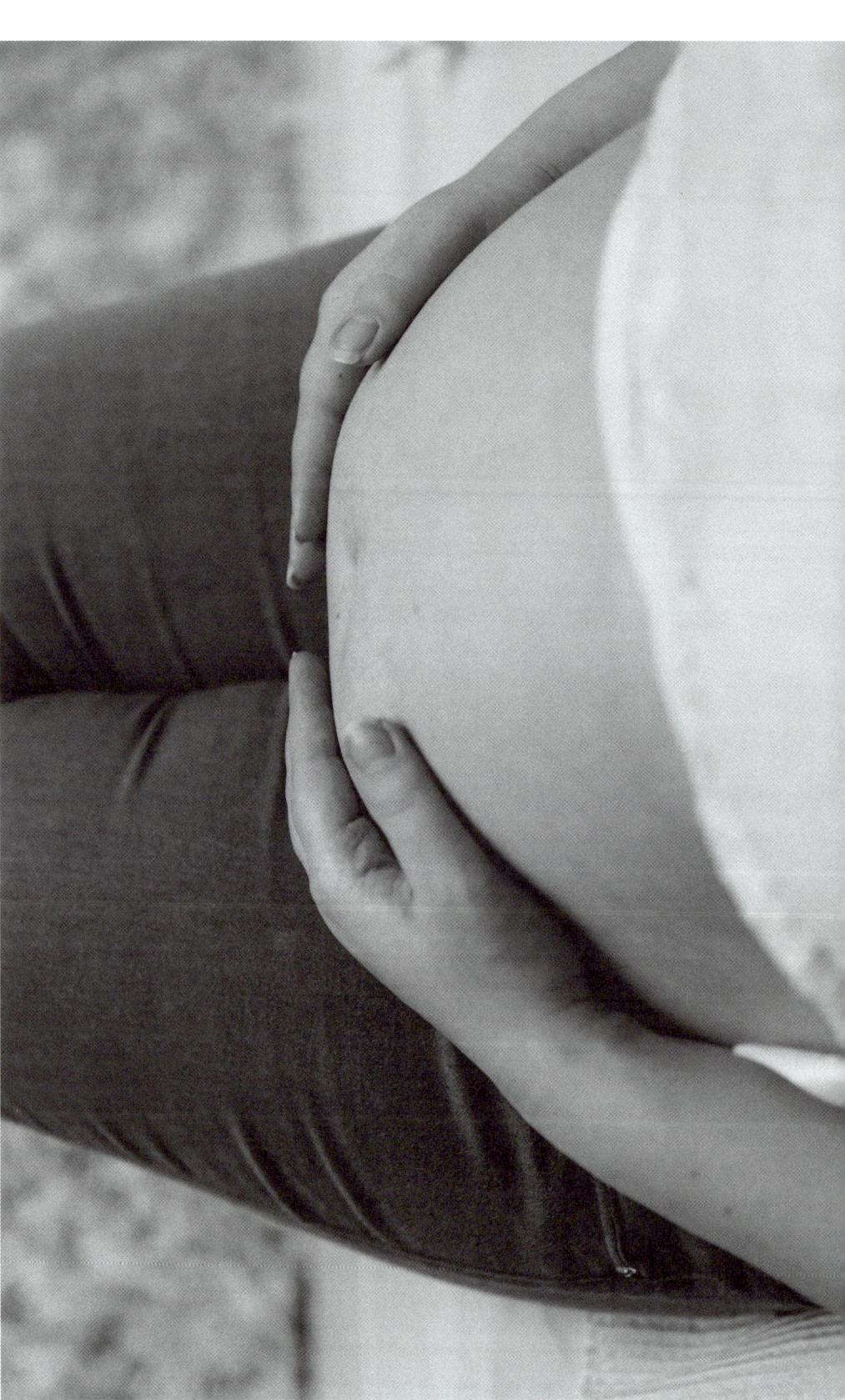

Ich bin ein spontaner Mensch, das war ich schon immer. Es gibt nur wenig Dinge und Ereignisse im Leben, die ich sehr genau und bis ins kleinste Detail plane. Die Geburt meiner Tochter war so ein Ereignis. Sie ist mein erstes und bisher einziges Kind. Ich wollte vorbereitet sein. Ich habe Bücher gelesen, war mit meinem Mann im Geburtsvorbereitungskurs und wusste, wie die Geburt ablaufen soll: Ich wollte versuchen, auf Schmerzmittel zu verzichten und alles so natürlich wie möglich geschehen zu lassen.

Wenn alles anders kommt

Doch dann fand ich mich am Tag der Geburt auf dem OP-Tisch wieder und alles wurde für den Kaiserschnitt vorbereitet. Ich war total am Ende und dachte mir nur: „Wie sind wir denn hier gelandet?" Der Traum meiner natürlichen Geburt ohne Schmerzmittel war geplatzt wie eine Seifenblase.

Zuerst musste die Geburt zwei Wochen über Termin eingeleitet werden. Wehen kamen innerhalb von drei Stunden und nach vier Stunden platzte die Fruchtblase. So weit, so gut. In der Nacht kamen die Wehen dann alle drei bis fünf Minuten und ich dachte, bald geht es los. Zwei verschiedene Schmerzmittel, mehrmaliges Übergeben, eine PDA und über 24 Stunden Wehen später war es dann klar: Geburtsstillstand, Muttermund bei nur einem Zentimeter. Schlechte Herztöne und kritische Entzündungswerte ließen dann nur eine Möglichkeit: Kaiserschnitt.

Aber ich wollte mein Kind doch aus eigener Kraft auf die Welt bringen, in einem gemütlichen Umfeld und nicht in einem kalten, sterilen OP-Saal. Ich wollte sie sofort nach der Geburt auf meiner Brust haben und in ihr kleines perfektes Gesicht schauen! Und jetzt fühlte ich mich, als hätte mich mein eigener Körper irgendwie im Stich gelassen.

In allen Büchern, die ich gelesen hatte, stand das Gleiche, nur in anderen Worten: „Wir Frauen sind dafür gemacht, Kinder zu bekommen. Sie schaffen das! Sie können die Geburt haben, die Sie sich wünschen." Schöne Worte, die zwar wahr sind, aber trotzdem wohl oft an der Wahrheit vorbeigehen.

Die Geburt eines Kindes, besonders die des ersten, ist ein so einschneidendes, emotionales und wahnsinniges Erlebnis. Man kann es sich im Vorfeld kaum vorstellen, plant es aber im Kopf trotzdem Tausende Male durch. Jede Frau hat gewisse Präferenzen und weiß, wie sie gebären will. Sei es nur eine leichte Tendenz zur natürlichen Geburt mit oder ohne Schmerzmittel, zum Kaiserschnitt, HypnoBirthing oder zu einer Wassergeburt. So viele Möglichkeiten es gibt, genauso viele Komplikationen können auftreten und am Ende kann alles ganz anders kommen. Und dann?

Man geht alles im Kopf noch einmal durch und versucht herauszufinden, an welchem Punkt es schiefgelaufen ist. Kind und Mutter sind gesund. Sollte man dann nicht einfach dankbar sein und nicht der persönlichen Idealvorstellung einer Geburt hinterhertrauern? Man will stark sein und keine Schwäche zeigen, denn man ist im Wochenbett und hat dieses kleine Wesen, das einen braucht wie niemanden sonst zuvor.

Doch es ist unser Körper, der gelitten hat und auch wenn man alles richtig gemacht hat, ist es vollkommen in Ordnung, der Wunschgeburt, die man nie hatte, nachzuweinen. Selbst wenn alles ideal und genau nach Plan läuft, ist eine Geburt eine unglaubliche körperliche Leistung. Und nun wurde einem etwas „angetan", auf das man im Zweifelsfall nicht vorbereitet war. Es ist in Ordnung, das verarbeiten zu müssen. Nein, es ist sogar wichtig! Es ist der eigene Körper und es darf einem wichtig sein, was bei der Geburt damit passiert.

In einem sind wir alle gleich

Ich habe mir lange gesagt, es wäre doch nicht so schlimm gewesen, aber für mich war es das. Es brauchte viele Tränen, bis ich mich damit abgefunden hatte. Egal was man braucht, um alles zu verarbeiten, es ist okay. Viele Gespräche, Zeit und Tränen oder nur ein kurzes Schulterzucken, es ist okay. Es ist in Ordnung, wenn alles anders läuft und es ist in Ordnung, das verarbeiten zu müssen. Auch wenn alle gesund sind, auch wenn man alles richtig gemacht hat und es nur diesen einen Weg gab.

Und irgendwann, wenn man alles verarbeitet hat, wird einem klar, dass es für unsere Kinder egal ist, ob wir sie auf die perfekte Art geboren haben. Ob natürliche Geburt, geplanter oder ungeplanter Kaiserschnitt, HypnoBirthing, mit Schmerzmittel oder ohne, Wassergeburt, zu Hause, im Krankenhaus, Geburtshaus oder sogar im Auto auf dem Parkplatz. Am Ende sind wir alle gleich – nämlich Mütter.

BERICHT VON JULIA

Haste Kacke am Fuß, haste Kacke am Fuß

Es ist zappenduster, als wir das Schwimmbad verlassen und eigentlich schon viel zu spät, als wir nach einem gefühlten Tagesmarsch endlich die Haltestelle sichten. An uns vorbei kriecht in diesem Moment natürlich ausgerechnet die Straßenbahn, die uns nach Hause bringen soll.

Wer schuld ist?
Nicht der Verkehrsbetrieb, der die dicken, vollgestopften Stadtraupen nach vermeintlich willkürlichem Fahrplan durch die Stadt jagt, auch nicht der meckernde Windelpo, der in der Trage seine Birne gegen meine Brüste haut. Nein, es ist einzig und allein mein Orientierungssinn, der heute mal wieder dem einer Bockwurst gleicht. Lacht mich nicht aus, wir sind ganz neu hier.

Um nicht dem grausamen Kältetod zum Opfer zu fallen, laufe ich mit wippenden Bewegungen auf und ab, bis die nächste Bahn kommt, das lautstarke Brabbeln zwischen meinen Brüsten abgelöst durch schlagartig einsetzende Pressgeräusche. Ich schaue an mir herunter. Babykinds Bommelmützenkopf ist rot wie eine Tomate. Irgendwo mittendrin ein angestrengter Kräuselmund. Sekunden später meine ich ein teuflisches Lächeln zu erkennen. Sichtliche Entspannung seitens des Froschjungen.

Im Gegenzug verkrampft sich dafür nun alles in Mutters Gesicht. An meinem Bauch wird es warm. Es ist der Windelinhalt meines Traglings, der leider nicht „so schön prickelt in meine Bauchnabel" und weiter Richtung Hosenbund läuft.

Es ist das erste Mal, dass ich Mama bin. Und heute Abend bringt mein Sohn mir bei, dass Schwimmwindeln kein Ersatz für Pampers sind, wenn man vor lauter Aufregung über den ersten Schwimmbadbesuch vergisst, welche einzupacken. Ups.

~~~~~~~~~~~~~~~~~~~~~~

GEDANKEN VON VIVIEN
⌾ @realtalk.mommy

Home sweet Home

„Redet ihr das aus!" „Das ist doch unverantwortlich!" „Wisst ihr, was da alles schiefgehen kann?" „Also ich würde das an eurer Stelle nicht machen." „Wenn da was passiert, werdet ihr euch das nie verzeihen."

Geburt im Geburtshaus

Diese Sätze und noch viele andere mussten mein Mann und ich uns anhören, als ich mit unserer großen Tochter schwanger war. Stressig und nervig, wenn man das erste Kind erwartet und eigentlich voller Vorfreude ist.

Ich fühle mich in Krankenhäusern einfach nicht wohl und wollte daher ins Geburtshaus. Diesen Wunsch mussten mein Mann und ich aber vor fast jedem verteidigen, der uns fragte, wo ich denn entbinden wolle. Sobald das Wort „Geburtshaus" fiel, prasselten all die Vorurteile der Leute über uns herein. „Das ist doch viel zu gefährlich." Unsere Entscheidung passte einigen so gar nicht, was mich zeitweise echt wütend machte. Die Schwangerschaft verlief komplikationslos und unsere zwei zauberhaften Hebammen hatten uns super über die Risiken aufgeklärt. Und es waren keine anderen als die, die man bei einer Entbindung im Krankenhaus auch hat.

14 Tage über Entbindungstermin war es endlich soweit. (Ja, 14 Tage ohne medikamentöse Einleitung!) Wir hatten eine wunderschöne, selbstbestimmte Geburt, an die wir uns gern zurückerinnern. Keiner hat uns gedrängt, genötigt, ständig untersucht. Es gab keine piepsenden Monitore, keine hektischen Ärzte, keine unnötigen CTGs oder Medikamente. Da waren einfach nur wir und unsere Hebammen, Zeit zum Ankommen, Kerzenschein und eine entspannte Atmosphäre. Unsere Tochter Eleni kam rosig und kerngesund zur Welt. Wir haben uns zu dritt ins Bett gekuschelt und sind ein paar Stunden nach der Geburt als kleine Familie nach Hause gefahren.

Ängste und Freuden

Als sich dann das zweite Wunschkind ankündigte, war für mich klar: „Ich will unsere Hebammen wieder." Die hatten derweil eine eigene Hebammenpraxis eröffnet und machten nur noch Hausgeburten. Eine Hausgeburt? Ich war mir unsicher. In unserer kleinen Wohnung? Viele Ecken waren eher zweckmäßig als gemütlich eingerichtet. Mein Mann sagte bloß: „Tina, das musst du entscheiden. Du musst dich wohlfühlen." Okay. Ich sage nur: Ein Hoch auf die Hormone und den Nestbautrieb! Je näher die Geburt rückte, umso schöner wurde unser Zuhause und umso mehr konnte ich mir eine Hausgeburt vorstellen.

Und umso häufiger hörten wir wieder diese Phrasen: „Seid ihr euch wirklich sicher, dass ihr das machen wollt?" „Also ich würde mich das nicht trauen." „Stellt euch vor, es passiert etwas. Das verzeiht ihr euch doch nie!" Dieses Mal waren mein Mann und ich aber schlagfertiger. Was sollte denn anderes passieren als im Krankenhaus? Jede Geburt birgt die gleichen Risiken, egal wo man entbindet. Punkt!

Entbindungstag

Dann kam der Entbindungstag. Alles war vorbereitet und durchgeplant. Vorsorgeuntersuchung in der Hebammenpraxis, noch ein paar Besorgungen in der Stadt, Ziehen im Bauch, durchatmen. Letzte Weihnachtsgeschenke kaufen, wieder Ziehen im Bauch, durchatmen. Ab nach Hause, Abendessen, die Große ins Bett bringen. Die Wehen kamen und gingen. Noch waren sie nicht intensiv genug und regelmäßig schon gar nicht. Nachdem wir schon falschen Alarm vermuteten, ging es spät am Abend dann doch richtig los. Das Baby machte sich auf den Weg. Unsere Große machte sich auch auf den Weg – ins Elternbett. Und da saßen wir alle und konnten nicht mehr schlafen. Ich wegen der Wehen. Mein Mann wegen des Tumults. Und unsere Tochter, weil Mama Schmerzen hatte. Das kannte sie so gar nicht.

Hebamme anrufen. Wasser in die Badewanne. Atmen. Und versuchen, zu entspannen. Eleni kam immer mal wieder ins Bad und schaute mit großen, erschrockenen Augen in mein schmerzverzerrtes Gesicht. Alles gut. Das muss so sein. Mein Mann schnappte sich das Telefon und rief die Oma an, ganz nach unserem super durchdachten Plan. Die Oma musste aber arbeiten. Der Opa war zwar da, hatte aber bereits Babysitter-Dienst und Eleni wollte zudem auch gar nicht zu Opa. Da kann man noch so viel vorplanen, am Ende kommt es doch anders. Also improvisieren. Die Großtante aus dem Bett klingeln und Töchterchen ein Haus weiter reichen. Nun ging es zumindest ihr wieder gut. Ich saß derweil weiter in der Badewanne und veratmete fleißig die Wehen. Die Hebamme war inzwischen eingetroffen und tastete nach dem Muttermund. Ich hoffte inständig, dass wir dem Ziel schon nahe wären. Pustekuchen! Erst die Hälfte! Weiteratmen. Irgendwann war mir nicht mehr wohl. Keine Ahnung warum. Ich hörte auf meinen Körper, stieg aus der Wanne, noch einmal zur Toilette und das Baby schob sich richtig schön ins Becken. Uff! Damit das Mäuschen nicht mit einem Platsch im Klo landete, verfrachtete ich mich kniend vors Bett. Das Köpfchen schnitt ein, die Fruchtblase platzte und nach zwei kräftigen Wehen lag die süße Zuckerschnute zwischen meinen Beinen. Nach gerade mal drei intensiven Stunden hatten wir es geschafft. (Damit hat sich unsere Maus den Spitznamen Flotti Lottie eingehandelt :))

Start zu viert

Aber dann nahm das kleine Drama seinen Lauf. Die Nabelschnur war gerade so lang wie meine Oberschenkel. Baby Lottie lag schreiend zwischen meinen Beinen und ich konnte sie nicht in die Arme nehmen. Mein Mann nabelte ab. Kurz darauf löste sich die Plazenta. Und wir legten uns voller Glückseligkeit ins Bett. Wir nahmen kaum wahr, dass beide Hebammen ein bisschen nervös wurden. Im Augenwinkel sah ich nur diese Tupperbox mit den Medikamenten. Die Notfallspritze lag plötzlich aufgezogen am Kopfende des Bettes. Eine der Hebammen packte meinen Bauch. Ich blutete mehr als ich es eigentlich sollte. Mit der Taschenlampe in der Hand wurde ich untersucht und schnell war die Ursache gefunden: Die Eihäute hatten sich nicht vollständig gelöst, wodurch sich meine Gebärmutter nicht richtig zusammenziehen konnte. Mit der Pinzette entfernte die Hebamme die Reste und die Blutung ging zurück. Die Notfallspritze brauchten wir nun nicht mehr. Alles gut. So wie es sein soll.

Wir lagen derweil einfach nur total verliebt mit unserer Lottie im Arm im Bett und wussten, dass wir in guten Händen waren. Unsere Hebammen waren super professionell und haben die Situation genau richtig eingeschätzt. Keine Hektik. Keine Panik. Geschulte Blicke. Gezielte Handgriffe.

Während Lottie und ich die ersten Stillversuche wagten, versorgten die Hebammen noch meine Verletzungen, räumten die Sauerei weg, notierten alles im Geburtsbericht und sagten dann erstmal „Gute Nacht".

Am nächsten Morgen erfolgte die Kontrolle. Baby Lottie war fit und gesund. Mir ging es gut. Mein Mann war noch ein bisschen müde. Und Eleni schaute mit großen, ängstlichen Augen und reichlich Abstand auf das kleine Wesen in meinem Arm. Anfassen traute sie sich nicht. Erst spät am Nachmittag nahm sie ihre kleine Schwester in Augenschein und ging auf zarte Tuchfühlung.

Das war unser Start zu viert. Ein wenig turbulent. Anstrengend auch. Und irgendwie gar nicht so, wie ausgemalt. Aber für uns war es genau richtig.

Eine Hausgeburt ist nicht gefährlicher als eine im Geburtshaus oder im Krankenhaus. Wenn es Komplikationen gibt, sind die Wege im Krankenhaus natürlich deutlich kürzer und der Arzt schneller am Ort des Geschehens. Aber eine Hausgeburt hat auch den Vorteil, dass man in den eigenen vier Wänden ist. Mit der eigenen Kleidung. Mit den eigenen Keimen. Mit dem eigenen Rhythmus.

Baby Lottie hat sich prächtig entwickelt. Und keiner in unserem Umfeld hat je wieder etwas Negatives gesagt. Plötzlich herrschte stilles Einvernehmen, dass eine Hausgeburt vielleicht doch nicht so krass ist, wie alle immer denken.

Egal wo und wie: Selbstbestimmt und von liebevollen Hebammen umsorgt an einem Ort entbinden, an dem man sich wohlfühlt – das wünsche ich jeder werdenden Mama.

Übrigens wurde ich oft gefragt, ob ich nicht Sorge hatte, dass die Nachbarn etwas mitbekommen. Ganz ehrlich: Das war mir sowas von pupsegal! Unter Wehen hat man schlicht anderes im Kopf als die Nachbarn. ;)

BERICHT VON CHRISTINA

Wie klingt eigentlich Babyblues?

Stell dir vor, du hast eine komplett unkomplizierte und komplikationslose Schwangerschaft und du empfindest Aufregung, Liebe, Vorfreude, Ungeduld und so viele andere positive Gefühle. Die Tage und Monate fliegen nur so dahin und plötzlich ist er da, der Tag X, auf den man sich als werdende Mama in den meisten Fällen am allermeisten freut: die Geburt.

Man trägt dieses „Wunder" fast 10 Monate unter seinem Herzen und kann es kaum abwarten, ihn oder sie endlich kennenzulernen. Man übersteht voller Stolz jede Wehenphase und kämpft sich im optimalen Fall mit seinem Partner durch all diese intensiven Momente, die einem bei diesem Erlebnis begegnen. Mit einer unglaublichen Kraft, Geduld und Power wird jede Mama der Austreibungsphase entgegenfiebern und dann kommt dieser Moment, in dem man dir sagt: „Es geht nicht mehr. Es tut sich nichts mehr. Wir müssen ‚leider' einen Kaiserschnitt vornehmen."

Nicht wie erwartet

Drei Tage habe ich mit den Wehen gekämpft, drei Tage habe ich auf diesen Moment hingefiebert, meinen kleinen Sohn auf natürliche Art und Weise zur Welt bringen zu dürfen und dann das. Ich fühlte mich wie nach einem Marathonlauf, bei dem man mir kurz vor der Ziellinie das Bein stellt und ich es nicht ins Ziel schaffe. Ich fühlte mich einfach wie eine Versagerin, wie jemand, der den Kampf einfach so verloren hatte, ohne etwas dafür zu können. Ich empfand Enttäuschung, Frust, Wut und Trauer. Insbesondere auf meinen Körper war ich wütend, dass er es offen-sichtlich nicht schaffte, mein Kind natürlich zu gebären.

Als man meinen kleinen Jungen dann geholt hatte und ich seinen ersten Schrei durch den Raum hallen hörte, weinte ich zwar, aber nicht vor Freude … Ich war dermaßen enttäuscht und fühlte mich einfach beraubt. Man hatte mir diesen besonderen Moment genommen. Den Moment, meinen Sohn aus eigener Kraft zur Welt bringen zu können und dafür stolz auf mich zu sein, diese Wahnsinnsaufgabe geschafft zu haben. Auch als ich ihn sofort in meine Arme gelegt bekam, fühlte ich nicht dieses sagenumwobene Gefühl der sofortigen Mutterliebe in mir aufkommen. Es fühlte sich einfach komisch und unglaublich befremdlich an.

Dieses Gefühl änderte sich zwar ein bisschen in den ersten Tagen, aber ich bekam nicht wirklich einen Zugang zu meinem Sohn. In der gesamten Wochenbettzeit ging es mir psychisch und auch physisch nicht gut. Jeder Schrei meines Sohnes traf mich bis ins Mark und ich fühlte mich hilflos und unfähig, der neuen Aufgabe gerecht zu werden. Oft saß ich weinend vor der Zimmertüre während er schrie, weil ich unfähig war, ihn zu beruhigen und mir die Aufgabe einfach zu viel war. Ich hätte am liebsten meine Sachen gepackt und wäre davongerannt. Ich hatte tatsächlich eine Art Wochenbettdepression, von der ich nie gedacht hätte, dass sie mich mal trifft.

Alles andere als einfach

Mein Mann hatte sich drei Wochen Urlaub genommen und jeder Tag, der ihn näher an sein Urlaubsende brachte, erfüllte mich mit Panik und nackter Angst. Ich wusste, dass ich das nicht alleine schaffen wür-

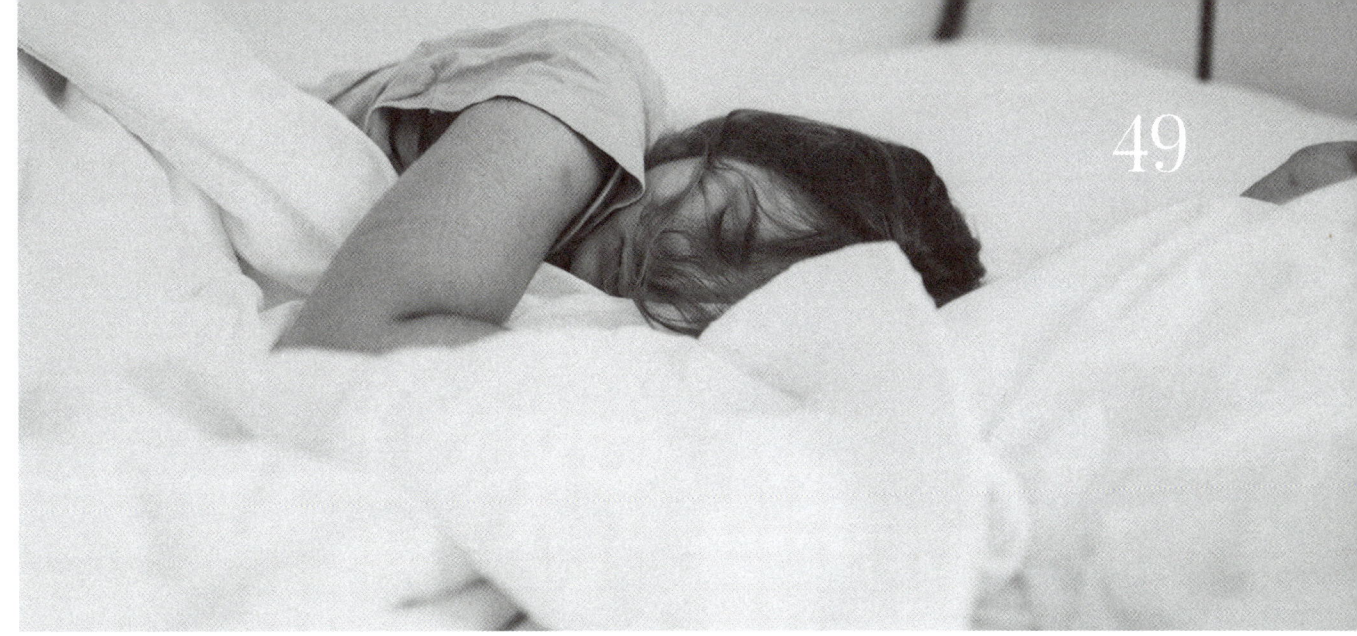

*„Es hilft sich seine Ängste einzugestehen und seinen
Gefühlen Zeit und Raum zu geben, zu wachsen."*

de. Ich gab meinen Sohn zu jeder Zeit aus den Händen und fühlte mich erleichtert, fast schon glücklich, wenn er nicht bei mir war. Auch das Stillen wollte anfangs nicht klappen und brachte uns nicht wirklich näher. Irgendwie war einfach alles anders, als ich es mir vorgestellt hatte. Ich tat mich unglaublich schwer zu lieben, unglaublich schwer, mich zu öffnen und ich tat mich schwer zu akzeptieren, dass ich nun Mutter bin.

Meine Mutter war in der ersten Zeit auf Reisen und kam erst zurück, als mein Mann wieder arbeiten musste. Ich war hin- und hergerissen, ob ich mich ihr anvertrauen konnte. Wie sich herausstellte, war sie meine Rettung. All den Schmerz, all meine Sorgen und Ängste konnte ich mir bei ihr von der Seele reden. Sie begegnete mir mit Verständnis und Hilfsbereitschaft. Ich fühlte mich ernst genommen und hätte ich nicht darüber geredet, wäre diese ganze Situation mit Sicherheit irgendwann eskaliert.

Wenn Liebe sich bemerkbar macht

Darüber zu reden, dass man ein Problem hat, sich einzugestehen, dass man der Aufgabe ohne Hilfe nicht gewachsen ist, war mein Schlüssel zur Heilung. Jeder Tag brachte mich ein Stück näher zu meinem Sohn. Es dauerte mehrere Wochen, in denen ich meine neue Aufgabe akzeptieren konnte. Auch die Liebe kam erst nach und nach. Ich habe mich schon immer schwergetan mit dem

Lieben. Ich kann mich noch an den Tag erinnern an dem es „Klick" machte und mein Herz sich für meinen Sohn gänzlich öffnete. Ich schaffte es an diesem Tag, ihn ohne Geschrei ins Bett zu bringen und er lag einfach nur da und schlief. Er sah so friedlich und vollkommen aus, wie er dalag und mein Herz entschied sich in diesem Moment: Du bist es wert, geliebt zu werden!

Und wie ist es jetzt?

Mein Sohn ist mittlerweile ein paar Monate älter und mir und vor allem ihm geht es gut. Ich möchte allen Müttern damit sagen: Ihr seid nicht allein! Es ist nicht schlimm, wenn man nicht sofort diese innige Liebe empfindet oder der Aufgabe als „Mutter" nicht augenblicklich gewachsen ist. Sprecht mit Gleichgesinnten oder jemandem, dem ihr vertrauen könnt. Macht es nicht mit euch alleine aus. Es hilft, sich seine Ängste einzugestehen und seinen Gefühlen Zeit und Raum zu geben, zu wachsen. Mittlerweile kann ich mir ein Leben ohne diesen kleinen Bub gar nicht mehr vorstellen und es hat sich einfach alles gelohnt. Ich habe auch mir selbst und meinem Körper selbst verziehen. Es kommt immer anders, als man denkt und es hatte seinen Grund, dass diese Situation genauso passiert ist.

BERICHT VON VANESSA

Erst mal kennenlernen

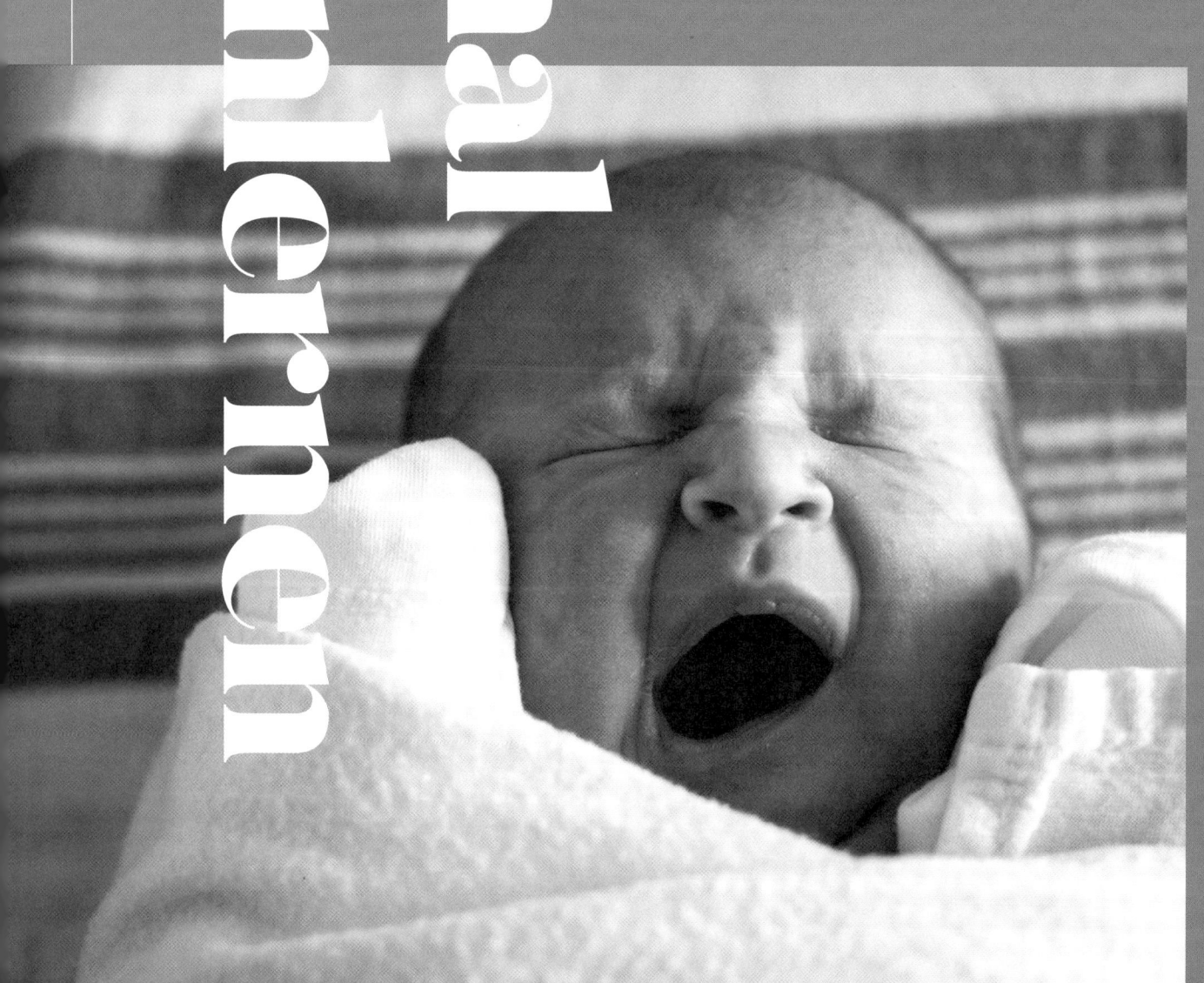

Ich erinnere mich noch gut daran, wie meine Schwester bei ihrer ersten Schwangerschaft ständig vom Kennenlernen redete. „Hä?", dachte ich, „Das Würmchen ist in dir drin und kommt auch aus dir heraus, was soll man sich da noch groß kennenlernen. Ihr seid euch doch schon so nah, wie sonst nichts auf dieser Welt." Und Schwups kam mit der letzten Presswehe mein eigenes Kind auf die Welt und lag zwischen meinen Beinen, im Kreißsaal, auf diesem Tisch. Ich wusste nicht so recht, was da alles gerade so vor sich ging. Die Hebamme bemerkte nur: „Du darfst deine Tochter jetzt nehmen!" Ach ja, warte kurz: Kreißsaal. Wehen. Geburt. Die Geburt meiner eigenen Tochter – hatte ich kurz vergessen. Und irgendwie hatte ich auch ganz vergessen, dass es plötzlich vorbei war und sie da lag. Ich nahm sie also hoch und legte sie auf meine Brust, diesen Menschen, der neun Monate unter meinem Herzen gelebt hat und gewachsen ist. Und auf einmal dachte ich: „Ich kenne dich gar nicht. Ja, auf jeden Fall bist du süß wie kein anderes Kind. Aber ich soll jetzt sofort deine Mama sein? Und du bist meine Tochter?"

Es hat einige Tage, wenn nicht sogar unsere gesamte Wochenbettzeit gedauert, bis ich dieses kleine Wesen, das sich meine Tochter nennt, wirklich kennengelernt habe. Und das ist total in Ordnung.

GEDANKEN VON SALOME

Ich will nach Hause

„Schwanger, 6. Woche" hieß es – ich hatte es ein wenig geahnt, hatten wir es doch drauf ankommen lassen. Irgendwann, recht früh, dann die Frage: „Und? In welches Krankenhaus wollt ihr?" Zur Auswahl standen vier Krankenhäuser. Alle unterschiedlich weit entfernt. Mir war die Entfernung jedoch egal: Fakt ist, was reinkommt, kommt auch wieder raus – gezwungenermaßen. Krankenhausbesichtigung Nummer eins lief gut, es gefiel uns. Ende des vierten Monats dann Nummer zwei: Viel Fachgeschwafel und als ich auf der Station dann einen Bekannten traf, war für mich klar, hier will ich nicht hin. Dann: Ganz lange gar nichts. Immerhin gefiel uns schon eins von vieren.

Krankenhausphobie und Geburt

Sorgen machte ich mir mehr um meinen Mann, hatte er doch bisher keine tollen Erfahrungen mit Krankenhäusern gemacht. Ab und zu kippte er beim Geruch von Desinfektionsmittel um. Ich fragte mich, wie das wohl bei der Geburt klappen sollte. Irgendwo begegneten mir die Worte „ambulante Geburt". Ich stellte mir darunter so etwas wie eine Geburt beim Hausarzt vor. Ich wusste es nicht besser. Also las ich mehr darüber und verstand, dass eine ambulante Geburt genau das Richtige für uns war. Eine ganz normale Geburt unter Aufsicht von Ärzten und Hebammen, so wie man sie kennt, mit dem einzigen Unterschied, wenige Stunden nach der Geburt schon nach Hause zu dürfen. Voraussetzung dafür ist natürlich eine Geburt ohne Komplikationen. Im siebten Monat schauten wir uns dann das Krankenhaus an, das etwa dreißig Minuten von uns entfernt war – das sollte es werden.

Geburt in Beckenendlage

Natürlich läuft selten etwas nach Plan und so lag unser Baby bis einen Monat vor Entbindung noch „falsch herum" in meinem Bauch – also Kopf nach oben. Ich fürchtete nun, meine natürliche Geburt zu verlieren, da ja in den meisten Krankenhäusern eine Beckenendlage per Kaiserschnitt geholt wird. Meine Frauenärztin riet mir zur äußeren Wendung. Wir zogen es in Betracht – ich hatte aber einfach das Gefühl, dass mein Kind einen Grund hatte, warum es so herum lag. Ich hatte Vertrauen in sie – später stellte sich heraus, dass ihre Nabelschnur sehr kurz und das der Grund war, warum sie sich nicht drehte (das fasziniert mich immer noch, dieses kleine, schlaue Wesen). Ein paar Wochen vor der Geburt räumte sie ordent-

lich auf und ich war mir sicher, dass sie sich gerade nach unten drehte. Meine Hebamme bestätigte mir das. Ich war erleichtert.

Auf gehts

Schwangerschaftswoche 40+3, Sonntag. Alles wie immer. Ich bekam Ratschläge, was ich tun könnte, um das Ganze in Schwung zu bringen. Mittlerweile hatte ich auch wirklich die Schnauze gestrichen voll. Mittags hatten wir noch einen Vorsorgetermin im Krankenhaus. Es wurde ein CTG geschrieben und die Ärztin schaute nach dem Muttermund. Ich hatte das Gefühl, sie versuchte, ihn mit ihren Fingern selbst zu öffnen – ES. TAT. SO. WEH. Im Nachhinein weiß ich nun, dass sie den Muttermund gereizt hat und ich ärgere mich ein wenig – sie hätte mich ja wenigstens mal fragen können. Sie sagte uns beim Verabschieden: „Lange wird es nicht mehr dauern, bis es losgeht." Na, vielen Dank dafür, Frau Ärztin, jetzt weiß ich auch warum.

20.00 Uhr: Baden soll ja helfen. Ich merkte ein paar Wehen. Waren das Vorwehen oder schon die richtigen? Eine Stunde saß ich in der Wanne, dann wurde mir zu warm.

22.00 Uhr: schnell ins Bett. Doch mit Schlafen war nichts mehr. Ich hatte ein paar Wehen, nichts Regelmäßiges, aber schlafen konnte ich trotzdem nicht mehr so richtig. 3.00 Uhr: An diesem Montagmorgen wachte ich mit leichten Schmerzen auf. Schlafen ging nicht mehr, also verließ ich das Schlafzimmer und versuchte im Wohnzimmer mein Glück mit Ablenkung. Nichts zu machen – gut zwei Stunden versuchte ich die jetzt immer regelmäßiger kommenden Wehen zu veratmen. Wie ging das eigentlich noch mal? 5.00 Uhr:

Ich weckte meinen Mann und gab ihm das Handy in die Hand, er sollte die Zeit und die Abstände der Wehen stoppen. Alle drei Minuten eine Wehe von circa einer Minute Länge. „Okay, ich schaffe das jetzt nicht mehr alleine. Wir müssen losfahren." 6.00 Uhr: Ankunft im Krankenhaus. Die Hebamme wollte nach dem Muttermund gucken und ich dachte mir: „Der ist bestimmt schon bei fünf Zentimetern." Pustekuchen: Drei. DREI ZENTIMETER. In diesem Moment wollte ich nicht mehr. Die Schmerzen waren so unangenehm, dass ich in jeder Wehe dachte „Gebt mir die PDA!", und nachdem sie vorbei war: „Ach, es geht ja eigentlich." Der Gedanke wiederholte sich einige Male. Ab hier verlor ich jegliches Zeitgefühl. Die Hebamme fragte mich, ob ich ein Schmerzmittel haben wollte. Das einzige, das ich jedoch kannte, war die PDA und die wollte ich ja vermeiden. Ich bekam ein Mittel, das mich so müde machte, dass ich in den Wehenpausen (circa eine Minute) tief und fest schlief und vergaß zu atmen.

Come on, baby

Irgendwann zogen sie mir die Jogginghose aus. Ich sollte pressen. Das tat ich auch, immer und immer wieder. Aber irgendwas stimmte nicht. Die Hebamme und die Ärztin sagten mir immer wieder, dass ich länger und fester pressen sollte. Am liebsten hätte ich sie geschüttelt und geschrien, dass es nicht besser ging, ich würde schon alles geben. Aber scheinbar glaubten sie, noch Potenzial in der ganzen Sache zu sehen. Ich bekam ein Mittelchen, das meine Wehen ankurbelte – immer noch nichts. Nun ja, dann halt Dammschnitt. Was hatte ich eine Angst davor gehabt und wie wenig habe ich davon mitbekommen. Irgendwann sagte mein Mann, dass man das Köpfchen schon sehen könnte und ich sollte mal fühlen. Das motivierte mich weiterzumachen: Ich wollte sie jetzt dort raushaben. 9.45 Uhr: Unsere Tochter kam als Sternengucker zur Welt – mit dem Gesicht nach oben – und hatte eine Kopfform, wie Marge Simpsons Haare. Ähnlich blau war sie auch. Keine zwei Minuten auf der Welt half mir eine Hebamme, sie im Kreißsaal anzulegen. Mein Mann sah beim Wiegen und Messen zu, während ich genäht wurde (was übrigens nicht wehtat). Dann durften wir in einen Nebenraum gehen. Ich brauchte eine Minute beim Aufstehen, damit mein Kreislauf in Schwung kam, aber ich lief selbst die paar Meter ins Nebenzimmer. Die Zeit verging wie im Flug und irgendwann hatten mein Mann und ich das Gefühl: „Jetzt können wir gehen." Ungläubig blickte mich die jüngste Hebamme an und fragte, ob ich denn schon die Nachuntersuchung hatte. Ich verneinte. Wir blieben noch eine Stunde, bis die Ärztin mich untersucht hatte und verabschiedeten uns dann wirklich – wieder unter ungläubigen Blicken. Laufen fiel mir etwas schwer, die Betäubung da unten ließ schon etwas nach. Und auch sitzen war etwas unangenehm. Aber kein Drama.

Zuhause ist es doch am Schönsten

18.00 Uhr: Kaum lag ich mit dem Wurm im Bett, gestatteten wir unseren Eltern und Geschwistern, vorbeizukommen und sich einen ersten Eindruck vom Baby zu machen. Alles fühlte sich vertraut an und ich konnte mit MEINEM Kind machen, was ICH wollte in MEINEM Tempo. Besser hätte es nicht laufen können. Alles ging zwar sehr schnell, war aber genau richtig für uns. Auch wenn es nicht einfach war. Ich habe das Gefühl, dass mir die ambulante Geburt die Möglichkeit gegeben hat, mehr auf meine Intuition und meinen Körper zu hören – nach der Geburt. Zu stillen war für mich nie ein Problem. Natürlich tat es weh in der ersten Zeit und so richtig toll fand ich Stillen erst nach vier Monaten. Ich tat einfach, wonach mir war oder wie das Baby sich meldete und hörte auf meinen Instinkt. Bei Baby Nummer zwei würde ich gerne wieder ambulant entbinden, wenn alles gut läuft.

BERICHT VON TAMI

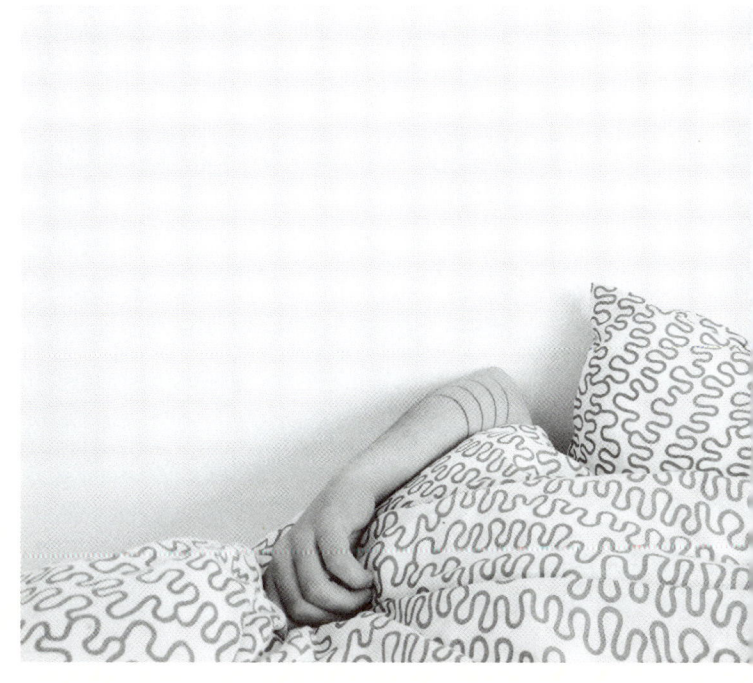

Da steckt man einfach nicht drin

Meine erste Schwangerschaft verlief im Großen und Ganzen sehr gut. Deshalb habe ich mir keine Gedanken darüber gemacht, dass meine Vorstellung von einer – für mich – perfekten Geburt nicht real werden könnte. Mein Wunsch war es, meinen Sohn auf natürlichem Wege zur Welt zu bringen. Ich wollte in einem anthroposophischen Krankenhaus entbinden, in dem sie einen hohen Wert auf natürliche Geburten legen. Das gab mir die Sicherheit: Mein Wunsch wird in Erfüllung gehen. Ich habe mich mit dem Thema Kaiserschnitt also nicht auseinandergesetzt und auch nicht darüber nachgedacht, warum und wieso eine natürliche Geburt manchmal nicht funktionieren kann.

Es geht los

Am 03.01.2019 gegen 03:20 Uhr bekam ich Wehen. Es ging endlich los! Wir taten alles, damit einer natürlichen Geburt nichts im Wege stand. Ich habe alles gegeben. Nach etwa acht Stunden war der Muttermund auch schon acht Zentimenter offen. Ab da verlangte ich nach einer PDA. Ich hatte kaum Wehenpausen und konnte keine neuen Kräfte sammeln. Da es mein Wunsch war, meinen Sohn natürlich zur Welt zu bringen, wusste ich, dass ich noch einiges an Kraft brauchen würde. Also war die PDA für mich das Richtige. Auch hier beruhigte mich die Hebamme und meinte, ich hätte nicht versagt. Das Gefühl hatte ich ehrlich gesagt auch nicht. Ich hatte Schmerzen und brauchte Erleichterung. Und dann: Kaiserschnitt. Man hat mir das sehr behutsam beigebracht, aber in diesem Moment dachte ich nur: „Hauptsache es ist heute vorbei!" Nach 15 Stunden im Kreißsaal wollte ich einfach nur noch ein Ende. Ich

habe das Ganze locker hingenommen und habe auch bei den Vorbereitungen für die OP viel Spaß mit den Hebammen, Anästhesisten und den Ärzten gehabt. Die OP selbst hat mich überhaupt nicht nervös gemacht. Mit eiskalten Wattepads wurde getestet, ob die Betäubung wirkte. Alles war vorbereitet, es konnte losgehen. Ab der Brust spürte ich nichts mehr. Ich war plötzlich doch aufgeregt: Bald würde ich meinen Sohn hören. Würde er schreien? Wie hört sich das an?

Und plötzlich war er da! Der erste Schrei! Mein Mann und ich hatten direkt Tränen in den Augen! All die Strapazen waren vergessen. Unser Sohn wurde mir unmittelbar auf die Brust gelegt. Sein Köpfchen lag direkt unter meinem Kinn und der Rest war eingewickelt. Leider konnte ich ihn gar nicht so lange auf meiner Brust lassen, da mir plötzlich komisch wurde. Also nahm man ihn mir wieder ab und gab ihn meinem Mann. Die beiden gingen zurück in den Kreißsaal. Nach eineinhalb Stunden, in denen man sich um mich gekümmert hatte, fand die U1 direkt im Kreißsaal statt. So richtig habe ich nicht mitbekommen, wie er gewogen, gemessen und begutachtet worden ist. Denn ich lag im Bett weiter weg und war natürlich noch etwas benommen. Aber es war alles gut und das war erst mal die Hauptsache.

Am nächsten Tag konnte ich endlich versuchen aufzustehen, was mehr schlecht als recht funktionierte. Erst am dritten Tag konnte ich mithilfe meines Mannes wieder duschen gehen. Welch ein Luxus! Das Schlimmste für mich war, dass ich meinen Sohn seit der Geburt gar nicht richtig gesehen hatte. Denn auch das Wickeln musste mein Mann übernehmen. Erst am zweiten Tag konnte ich langsam mit zum Wickeltisch laufen und sah meinen Sohn das erste Mal von Kopf bis Fuß nackt, so schön wie er war!

Vorstellung vs. Realität

Ich war also erst mal nur fürs Stillen zuständig, aber auch das funktionierte nicht sofort. Auch bei der U2 konnte ich nicht dabei sein, weil mein Kreislauf nicht stabil war. Währenddessen weinte ich ununterbrochen. Ich wollte doch dabei sein, warum konnte ich jetzt nicht aufstehen, fit sein und mit ihm zur U2 gehen? Die Geburt war eindeutig nicht so, wie ich es mir vorgestellt hatte. Am Tag der Geburt war es für mich in Ordnung, dass es zum Kaiserschnitt kam. Im Nachhinein machte mir das Ganze echt zu schaffen. Durch die 15 Stunden Kreißsaal und dann die OP, durch die PDA und die ganzen Schmerzmittel war ich fix und fertig. Ich konnte eben nicht von Anfang an so Mama sein, wie ich Mama sein wollte. Ich bekam die U1 nicht richtig mit und bei der U2 konnte ich auch nicht dabei sein. Ich konnte ihn nicht sofort wickeln oder hochheben. Das Stillen funktionierte auch nicht und dass die natürliche Geburt nicht geklappt hatte, gab mir das Gefühl, nicht Frau genug zu sein. Eine Frau muss doch ein Kind natürlich

entbinden können. Warum habe ich das nicht geschafft? Ich habe doch alles dafür gegeben! Zu dem Zeitpunkt war ich wütend auf den Verlauf der Geburt. Ich dachte, dass alles viel besser und einfacher wäre, wenn ich mein Kind natürlich zur Welt gebracht hätte. Ich wäre fitter, ich könnte sofort so für mein Baby da sein, wie ich es mir vorgestellt hatte. Aber so war es nicht und das machte mich sehr traurig. Auch in der ersten Woche zu Hause weinte ich jeden Tag. Ich hatte Schuldgefühle, dass die Geburt so war, wie sie war.

Ein Lernprozess

Sieben Wochen später sah ich das anders. Ich habe gelernt zu akzeptieren, dass es zum Kaiserschnitt kam und ich habe mir bewusst gemacht, dass ich keine Schuld trage. Schließlich ist es auch gut, dass es diese Möglichkeit gibt, damit alle Babys gesund zur Welt kommen können. Besonders wenn sie es aus eigener Kraft nicht schaffen. Ich habe wirklich alles Erdenkliche getan und mit mir machen lassen, damit ich eine natürliche Geburt erleben kann. Aber es sollte eben nicht sein und daran kann ich jetzt erst recht nichts mehr ändern. Nun sehe ich mir meine Narbe an und lächle. Denn diese Narbe zeigt mir, was ich geschafft habe! Ich habe neun Monate lang Leben in mir getragen und habe es auch geschafft dieses Leben gesund zur Welt zu bringen. Es ist ein Privileg, ein Kind austragen zu können. Das können nur wir Frauen! Es gehört großer Mut dazu, sich für ein Kind zu entscheiden, neun Monate seinen Körper dafür bereitzustellen und das Kind – egal auf welchem Weg – zur Welt zu bringen! Und jede Frau darf allein deswegen richtig stolz auf sich sein! Es gibt keinen Grund, Schuldgefühle zu entwickeln. Denn die Einzige, die mir Vorwürfe machte, war ich selbst. Mein Mann war super stolz auf mich, die frisch gebackenen Großeltern waren glücklich und alle unsere Freunde haben sich einfach über unseren Sohn gefreut. Ich bin jetzt mega dankbar für dieses Geschenk, das mich jeden Morgen anlächelt! Und jetzt ist es auch egal, wie er zur Welt gekommen ist. Hauptsache, er ist da.

Vertraut eurem Körper und geht euren Weg. Erfahrungsberichte sind grundsätzlich gut, aber man sollte sich nicht dadurch auf eine gewisse Vorstellung versteifen. Vielleicht darf ich beim zweiten Kind natürlich entbinden. Den Wunsch gebe ich nicht auf, aber ich versteife mich nicht mehr darauf.

BERICHT VON PIA

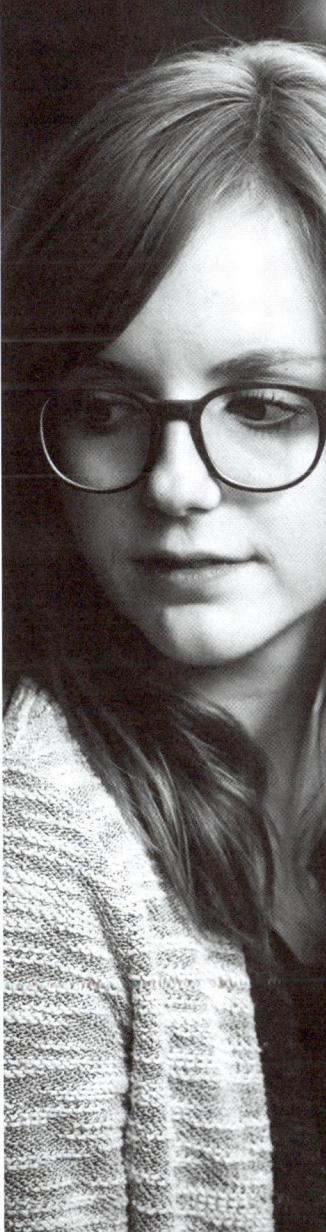

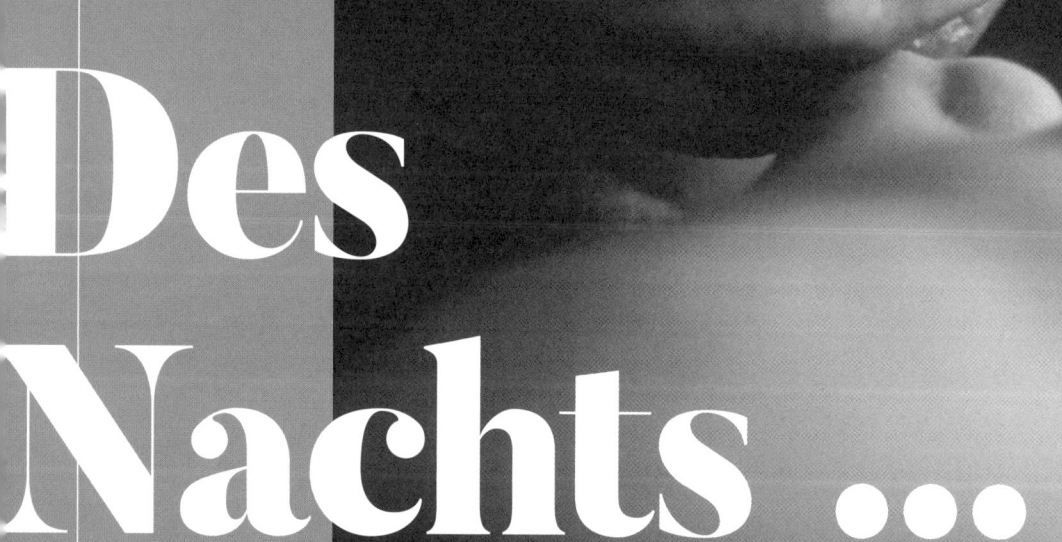

Des
Nachts ...

„Schläft er denn schon durch?" DIE Frage aller Fragen, bei der mir immer noch nicht klar ist, was sie eigentlich bezwecken soll! Ist es gut, wenn er durchschläft? Muss er durchschlafen? Sagt es etwas über die Qualität von uns als Eltern aus, wenn er durchschläft? Ist es vielleicht nicht normal, dass er durchschläft? Welches Qualitätsmerkmal hat diese Frage im Allgemeinen und im Besonderen? Muss ich mir Gedanken darüber machen? Jedenfalls antworte ich stets mit einer Gegenfrage: „Schläfst du denn durch?" Man kann förmlich die Gedanken rotieren hören und in den Gesichtern sehen, dass sie sich bewusst werden, wie wenig sinnvoll diese Frage ist. Ich frage dann weiter nach, welche Antwort sie denn erwarten bei einem Säugling? Oft wird dann argumentiert: „Das ist doch so anstrengend, alle zwei, drei Stunden stillen, nicht mal ein paar Stunden Schlaf am Stück, so gebunden sein ans Kind. Und dafür siehst du dann auch noch erstaunlich gut aus!" Und wisst ihr, was ich dann sage? „Weißt du, wir haben uns ganz bewusst dafür entschieden, Eltern zu werden, ein Kind zu bekommen, ein neues Leben zu führen mit unserem Seelensplitter. Dass es Veränderungen geben wird, war uns bewusst. Dass es anders werden wird, klar. Dass die Bedürfnisse unseres Kindes gestillt werden, natürlich. Ich fühle mich nicht eingeschränkt, denn ich liebe es, Mutter zu sein. Ich empfinde es nicht als anstrengend, denn ich liebe es, Mutter zu sein. Ich fühle keinen Schlafmangel, denn ich liebe es, Mutter zu sein. Weißt du, ich bin stolz auf meinen Partner, mich, meinen Körper. Wir sind so gut füreinander, miteinander – wieso sollte man mir das nicht ansehen dürfen? Ich bin getragen von Liebe und Mut, Respekt und Vertrauen. Ich darf lieben und werde geliebt. Bedingungslos und ehrlich – nichts kann das aufwiegen. Keine durchgeschlafene Nacht, keine längere Stillpause. Wenn es so kommt, fein. Aber weißt du, was mir viel wichtiger ist? Uns glücklich zu sehen, den Atem meines Kindes zu hören, seine kleine Hand auf meiner Haut zu spüren. Ich bin stolz, ganz allein mein Kind satt und zufrieden zu machen, auch mitten in der Nacht, wenn ich wach liege und dem einzigartigen Geräusch dieser Zufriedenheit lauschen darf. Ich bin für jeden Moment dankbar, den ich mit meinem Sohn teilen darf, den er in meinem Arm liegt, auf meinem Bauch schläft. Denn weißt du, unsere Zeit ist endlich, wir sind endlich und deshalb koste ich jeden Moment aus, so gut es geht, denn nichts ist kostbarer als diese gemeinsame Zeit. Und die kann ich nun mal nur bewusst wahrnehmen, wenn ich wach bin, deshalb hat eine durchgeschlafene Nacht für mich keinen Wert, außer, dass ich Zeit mit meinem Kind verpasse. Nein, Leo schläft nicht durch – und das ist gut so, denn wir genießen es, wir genießen uns!"

GEDANKEN VON LARISSA
@laraleoleben

Selbstbestimmte Hebammengeburt

Während der gesamten Schwangerschaft habe ich mich gründlich und immer wieder mit dem Thema Geburt auseinandergesetzt. Ich wollte mich informieren und mir sicher sein, was ich will. Ich wollte vorbereitet sein und wissen, was auf mich zukommen wird. Und ich wollte eine Geburt erleben, die so natürlich wie möglich ablaufen darf. In unserer Nähe in der Schweiz gibt es verschiedene Spitäler mit Geburtenabteilung. Auf was soll man denn da nun schauen? Für mich waren zwei Gründe sehr wichtig: Im Frauenspital gibt es auch für gesetzlich Versicherte ein Zweibett-Zimmer nach der Geburt und eine Freundin hat dort schon entbunden und sich sehr wohl gefühlt. Also gingen mein Mann und ich auf eine Besichtigungstour durchs Frauenspital. In meinem ganzen Leben habe ich noch nie sooo viele Schwangere gesehen. Da wurde das Ganze irgendwie noch realer.

Wir sahen die Geburtenzimmer, die Badewannen, die Wöchnerinnenstation. Alles sehr schön. Die Vorfreude wuchs. Mit meiner Hebamme, die bei mir alle Untersuchungen ohne Ultraschall gemacht hat, haben mein Mann und ich bei einem kurzen Geburtsvorbereitungskurs über unsere Vorstellung über die Geburt gesprochen. Sie hat mir dann auch vom einzigartigen Angebot des Frauenspitales erzählt. Hebammengeburt im Spital. Eigentlich wie in einem Geburtshaus, aber eben doch mit aller Sicherheit, die ein Spital im Notfall bieten würde. Wir waren überzeugt.

Hebammengeburt, aber wie genau?

Damit eine solche hebammengeführte Geburt möglich ist, muss eine Schwangerschaft ohne Komplikationen verlaufen und die Geburt nach SSW 37 stattfinden. Beides war zum Glück der Fall bei uns. In der 34. SSW hatte ich dann ein Gespräch mit einer Hebamme der Station. Sie fragte mich, welche Vorstellungen und Wünsche ich habe und klärte mich über den normalen Ablauf auf. Wenn alles gut verläuft, würde nur eine Hebamme bei mir sein. Kein Arzt. Falls aber irgendetwas ist oder ich doch einen Arzt möchte, kann dies zu jedem Zeitpunkt eine „normale Geburt" werden.

Ich hatte keine Ahnung, welche Hebamme mich begleiten würde und wusste, dass auch ein Schichtwechsel stattfinden könnte. Das war aber okay für mich. Mir war nur wichtig, dass jemand dabei ist, der Ahnung hat. Den Rest wollte ich alleine und mit der Hilfe meines Mannes schaffen. Super Lösung also. Ich freute mich und das Warten begann.

Es ist so weit

Als ich bei SSW 39+4 war, setzten um 06:00 Uhr die Wehen ein. Ich ruhte mich noch bis 08:00 Uhr aus und weckte dann meinen Mann. Wir warteten bis 11:00 Uhr, ehe wir im Spital anriefen. Meine Wehen kamen alle fünf bis sieben Minuten und ich konnte noch zu Hause bleiben. Als sie dann gegen 15:00 Uhr alle drei bis fünf Minuten kamen, rief mein Mann nochmals an und wir bekamen grünes Licht. Gegen 16:00 Uhr war der Muttermund schon weich und vier bis fünf Zentimeter geöffnet. Super Ausgangslage. Die Hebamme, die für uns zuständig war, stellte sich vor und erklärte mir, dass sie bis 23:00 Uhr Dienst habe und zuversichtlich sei, dass unser Baby noch bei ihr zur Welt kommen würde. Das freute mich natürlich.

Wie geplant stieg ich in die Badewanne, veratmete Wehe um Wehe und tauchte ab in meine eigene Welt. Im Hintergrund lief meine Playlist mit Liedern, die mich motivierten, meinen Fokus auf meine Stärke richteten und mich beruhigten. Mein Mann war immer neben mir und hielt meine Hand. So verging Wehe um Wehe und Stunde um Stunde. Die Hebamme hatte ein wunderbares Gespür dafür, was wir brauchten. Sie redete nur wenn nötig und außer dem CTG und einem Zugang an der Hand (welcher für den Notfall gelegt werden musste) hatte ich nichts, was nicht natürlich war. Wenn ich Fragen hatte, nahm sie sich Zeit für Erklärungen und machte mir Mut, wenn ich eine heftige Wehe hatte. Leider konnte sie mir meine größte Frage aber natürlich nicht beantworten: Wie lange dauert es noch? Sie gab mir aber immer wieder Orientierungspunkte: „In einer Stunde kontrollie-

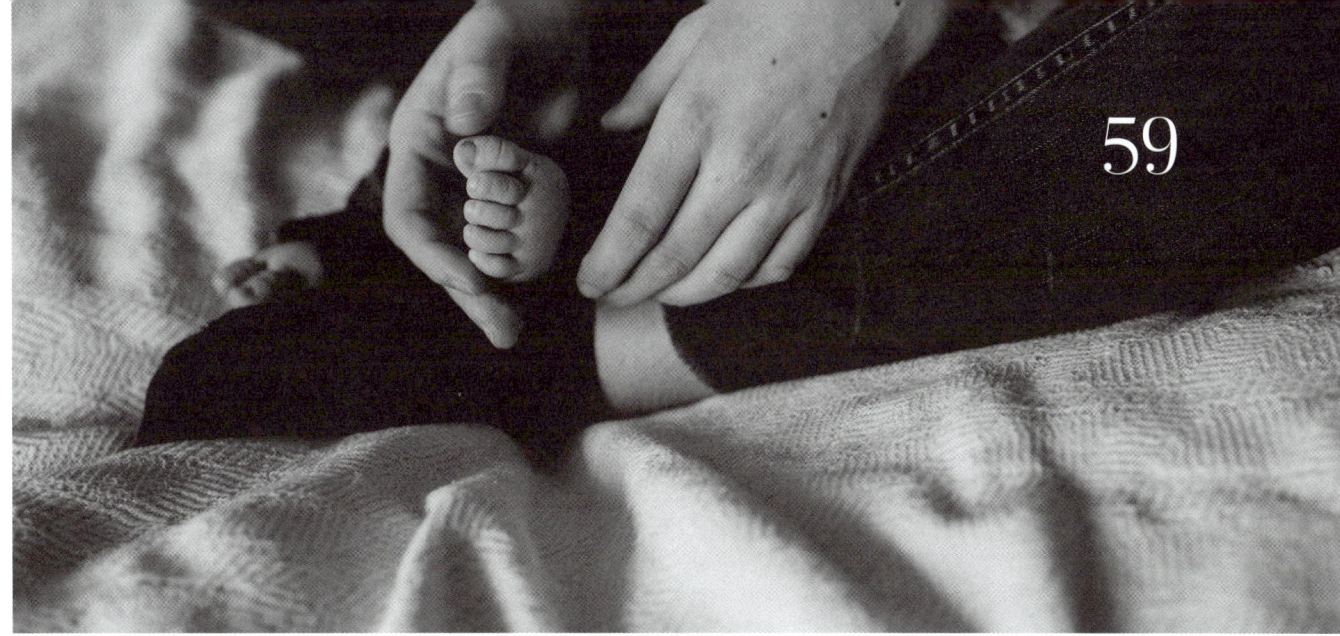

ren wir den Muttermund. Ich werde die Geburt noch erleben. Der Kopf ist nun hier ..." Natürlich hätte ich mir gewünscht, sie hätte voraussagen können, wie lange es noch dauert, aber so hat sie wunderbar auf mein Bedürfnis reagiert und mich ernst genommen.

Die heiße Phase

Mittlerweile hatte ich alle zwei Minuten eine Wehe von einer Minute Dauer. In den Pausen schmerzte mein Kreuz, sodass ich gar nicht zur Ruhe kommen konnte. Nach einer Stunde war ich fix und fertig. Die Hebamme erkannte, dass ich offensichtlich unter den Schmerzen litt. Zu Beginn hatten wir geklärt, dass ich keine Medikamente wollte. Trotzdem machte sie mir zu diesem Zeitpunkt den Vorschlag, etwas zur Entspannung zu nehmen, damit ich mich in den Wehenpausen erholen konnte. Gesagt, getan! Es war wunderbar, sie richtete sich nach meinen Bedürfnissen. Dies machten wir zwei Mal. Danach hatte ich wieder Kraft und Motivation zum Weitermachen.

Um 21:00 Uhr setzten dann die Presswehen ein. Ich hatte bisher noch nicht richtig gegessen, war unterzuckert und dadurch schon etwas er-

schöpft. Sofort holte meine Hebamme mir einen sehr süßen Sirup und Traubenzucker. Immer noch war ich in der Badewanne. So hatte ich mir das vorgestellt. „Im Wasser soll die Quote für Dammrisse ja niedriger sein. Darum unbedingt dort gebären, nicht im Liegen", erinnerte ich mich – das war mir so wichtig! Als aber nach einer Stunde Presswehen der Kopf meines Sohnes immer noch genau so weit oben war wie zuvor, mussten wir etwas ändern. Die Hebamme schaute mich an und sagte: „Versuchen Sie es mal an Land ... einfach als Test." Also kam ich aus der Wanne heraus und versuchte es im Knien. Immer noch im Hinterkopf: Bloß nicht im Liegen!

Meine Beine zitterten vor Anstrengung und ich musste mir eingestehen, dass das zu anstrengend war. Die Hebamme schaute mich wieder an und meinte: „Kommen Sie mal aufs Bett. Nur als Test." Also legte ich mich auf die Seite. Ein Bein konnte ich bei ihr abstützen. Und ich musste gestehen: So ging es viiiiel einfacher. Ich konnte nun endlich richtig pressen. Nach 15 Minuten lag mein Sohn auf meiner Brust. Unvergesslich und wunderschön.

Meine positive Geburtserfahrung

Ja, es war anstrengend, ja, es war schmerzhaft, und ja, ich hatte einen Dammriss. Aber: Ich habe mich in jeder Sekunde ernst genommen gefühlt. Ich konnte diese Geburt bestimmen, intuitiv. Meine Wünsche wurden als sehr wichtig wahrgenommen und so konnte ich nicht nur meinen Sohn gesund gebären, sondern auch seine Geburt als schön erleben. Ich weiß, dass dies nicht selbstverständlich ist! Klar, hatte ich Glück, dass die Herztöne immer gut waren, er durchs Becken kam, die Nabelschnur zwar um seinen Hals lag, aber zu keinem Zeitpunkt eine Gefahr für ihn bestand, der Muttermund sich gut öffnete, es keine Komplikationen gab und zum Schluss sein Kopf von allein herauskam. Ich weiß, dass all das nicht selbstverständlich ist. Aber ich glaube, dass ein gutes Körpergefühl und Vertrauen auf den eigenen Körper die Grundlage bilden, um ein Kind so natürlich wie möglich auf die Welt zu bringen. Der weibliche Körper ist ein Wunder und er vollbringt Wunderbares!

BERICHT VON STEPHANIE

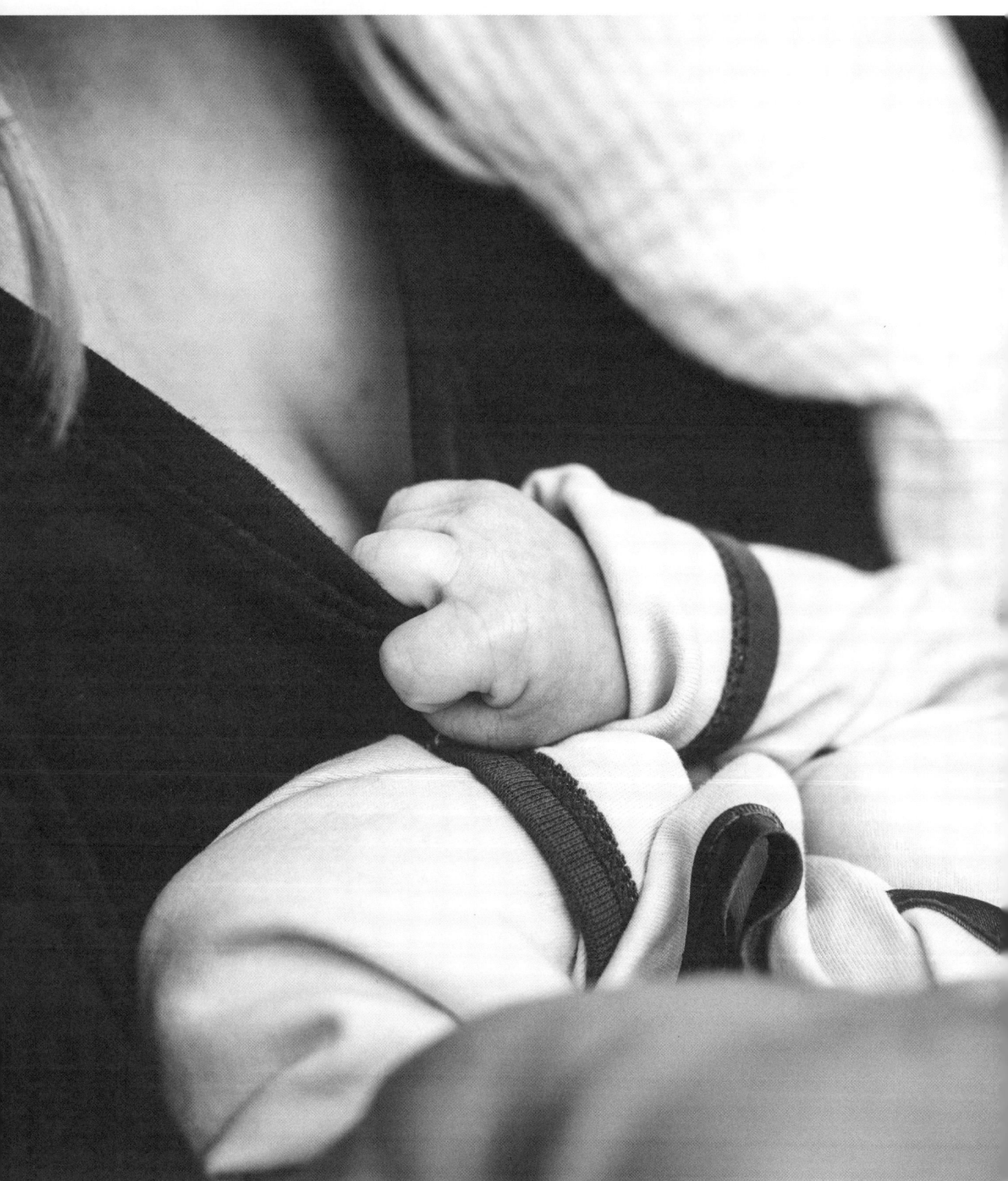

Die Zeit danach

Das Wochenbett ist so eine Sache.

Natürlich ist es total individuell: Was einer anderen Mama gutgetan hat, muss nicht gleichzeitig auch dir guttun.

Vielleicht sind diese Gedanken anderer Mamas auf den folgenden Seiten eine Inspiration oder ein Anstoß für dich und helfen dir, dich ein wenig auf diese besondere Zeit vorzubereiten.

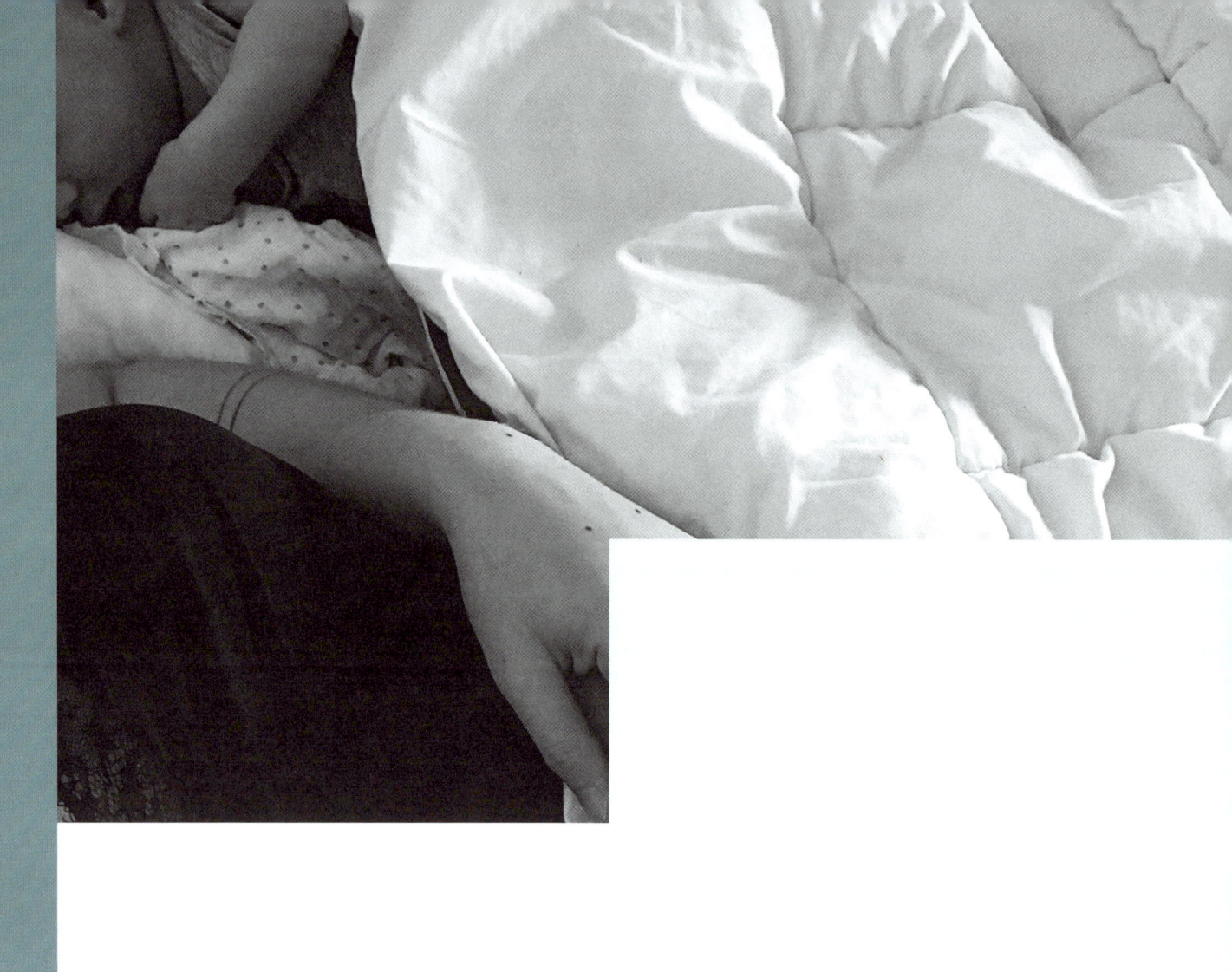

Wochenbett

To-dos

IM WOCHENBETT

Genießt diese erste Zeit bewusst – egal wie anstrengend und schwer sie auch sein mag. Macht viele Bilder und prägt euch diese erste gemeinsame Zeit so gut wie möglich ein!

Wochenbett bedeutet außerdem Ruhe. Besonders für dich und deinen Körper. So lange hat er an eurem Wunder gearbeitet, jetzt liegt es an dir, ihm auch die Zeit zu geben, die er braucht, um sich zu erholen. Versuche in dieser Zeit zu verstehen, was dein Körper geleistet hat. Sieh ihn nicht nur als Hülle an, er hat es verdient gelobt und gefeiert zu werden!

Macht euren Freunden und der Familie klar, dass Besuche erst mal nicht drin oder eben zeitlich begrenzt sind. Nicht nur euch zuliebe, sondern auch eurem Wurm zuliebe. Stellt euch vor, ihr kommt aus einer Ruhe und Gemütlichkeit ganz plötzlich in ein ganz anderes Leben. Alles ist laut, hektisch und bunt. Daran muss man sich langsam gewöhnen. Vielen Babys wird das schnell zu viel. Sie werden ungewollt einer enormen Reizüberflutung ausgesetzt. Diese Reize verarbeiten sie oft am Ende des Tages und da bleibt Geschrei manchmal nicht aus.

Wenn du ambulant entbunden hast, wird dir von deiner Krankenkasse eine Haushaltshilfe bezahlt. Erkundige dich danach.

Aber auch, wenn du nach der Geburt noch eine Zeit im Krankenhaus warst, solltest du dafür sorgen, dass du dich später um so wenig wie möglich kümmern musst. So kannst du Besuchern zum Beispiel sagen, dass sie nur kommen dürfen, wenn sie Mittagessen mitbringen oder eine Tätigkeit im Haushalt erledigen.

Wochenbett.
Und nun?

Unzählige Bilder flackern vor dem inneren Auge auf, sobald ein positiver Schwangerschaftstest vorliegt. Bilder von großen Bäuchen, kleinen Füßen und Händen sowie einem glückseligen Lächeln auf dem Gesicht der frischgebackenen Mama. Doch nicht nach jeder Entbindung wird diese Vorstellung (sofort) zur Realität.

Schaut man in die Niederlande so wird das Wochenbett ganz anders bewertet. Unter „Kraamzorg" versteht man dort eine ausgebildete Fachkraft, die Mutter und Kind im Haushalt täglich etwa sechs Stunden unterstützt und ebenso wie eine Hebamme medizinisch begleitet. So gelingt die Umstellung oft besser und die Mutter hat die Möglichkeit, ein ganz anderes Feedback zu erhalten, weil die „Kraamzorg" miterlebt, was passiert und eingreift, wenn es nötig ist.

Die Krankenkassen in den Niederlanden zahlen diese Betreuung. In Deutschland hingegen ist man froh, wenn man rechtzeitig eine Nachsorgehebamme finden konnte. Ich hatte das Glück, in beiden Schwangerschaften recht früh die Zusage einer Hebamme zu bekommen. Ohne sie wäre ich im Wochenbett ganz bestimmt untergegangen. Wo wir wieder bei der süßen Vorstellung und der bitteren Realität wären. Dem Wochenbett wird nämlich wenig Beachtung geschenkt – weder sehr ausführlich in Vorbereitungskursen, noch in Ratgebern oder in Gesprächen unter Müttern. Wer spricht schon groß über seine physischen

und psychischen Probleme nach der Entbindung? Nur die wenigsten!

Doch das Wochenbett ist ein genauso wichtiger Bestandteil des Kinderbekommens wie die Schwangerschaft. Der Körper hat mit vielen Umstellungs- und Heilungsprozessen zu kämpfen, sodass wir – weil es in Deutschland keine Kraamzorg gibt – auch den Partner samt Familie entsprechend einbinden sollten.

Bei mir mussten keine „richtigen" Geburtsverletzungen heilen. Durch den Kaiserschnitt samt Ausschabung war auch weniger Wochenfluss zu erwarten. Jedoch blieb meiner nach der ersten Geburt bereits am dritten Tag zu Hause aus. Vor lauter Aufräumen, Windelnwechseln, Stillproblemen und Besuch dachte ich darüber auch gar nicht groß nach. Erst als meine Hebamme mich konkret nach dem Wochenfluss fragte, fiel auf, dass etwas nicht stimmte. Im Krankenhaus folgte dann die Diagnose, dass meine Gebärmutter gekippt war. Als Folge davon musste ich wieder stationär aufgenommen werden. In dieser „Blase" ohne den Alltagsstress konnte ich so behandelt werden, dass mir eine erneute OP erspart blieb. Trotzdem war ich von all dem sehr überrascht. Man hatte vorher zwar erwähnt, dass man sich im Wochenbett ausruhen sollte, aber allein die Formulierung stand schon im Widerspruch zur Realität. Mit Schlafmangel, fehlender Erfahrung mit einem Neugeborenen, den Heilungsprozessen sowie dem Milcheinschuss konnte ich neben den normalen Tätigkeiten im Haushalt und der eigenen Körperpflege den Begriff „Ausruhen" nicht in Einklang bringen. Also Augen zu und durch? Warum wurde man mit dem Üben all der möglichen Geburtspositionen und vielem anderen so gut vorbereitet, während man das Gefühl hat, im Wochenbett alleine zu sein?

Hinzu kam bei mir, dass mit der ersten Tochter das Stillen gar nicht klappen wollte. Wieder ein Trugbild, dass alle stillenden Mütter mit ihrem Kind das pure Glück erleben. Ich legte an, pumpte ab, verwendete Stillhütchen, probierte alle Positionen aus und hatte kurze Zeit darauf einen Milchstau. Schuldgefühle machten sich breit. Warum klappte es bei uns einfach nicht? Und jetzt mussten wir nach dem Stau sogar auf Flaschennahrung umsteigen.

Ebenso plagten mich hin und wieder die Gedanken, ob ich all dem gewachsen sein würde. Könnte ich all dem gerecht werden? Hätte sie es nicht vielleicht bei wem anders besser, wenn ich auf ganzer Linie versagen würde? Gibt es nicht auch Eigenschaften von mir, von denen ich mir wünsche, dass das Kind sie besser nicht übernehmen sollte? Schaffe ich das alles? Bin ich eine gute Mutter? Werde ich eine gute Mutter sein?

Im zweiten Wochenbett hatte ich ein Art Déjà-vu. Schließlich hätte man meinen können, dass ich doch noch von der ersten Schwangerschaft so viel hätte wissen müssen. Aber wieder konnte ich mich nicht schonen – jetzt war ja die Große auch noch da und wollte umsorgt werden. Erneut plagte ich mich mit so manch einem gesundheitlichen Problem herum sowie denselben Sorgen, denn immer noch war vieles irgendwie ein Tabuthema.

Was möchte ich mit all dem sagen? Mir hätte es damals geholfen, wenn vorab das Wochenbett mehr thematisiert worden wäre und nicht nur in ein paar knappen Ausführungen oder dem Hinweis, dass man dann ja eine Nachsorgehebamme kontaktieren solle. Man kann viel besser für sein Kind da sein, wenn man sowohl körperlich als auch mental mit sich selbst im Reinen ist.

Deshalb: Nimm dir wirklich Zeit für den Heilungs- und Umstellungsprozess und mobilisiere vorher alle Personen, die dir helfen können. Lass dich nicht einschüchtern von Kommentaren. Sprich darüber, wenn du das Gefühl hast, es nicht zu schaffen oder deine negativen Gedanken zu einer Wochenbettdepression heranwachsen. Sei mutig und akzeptiere das Unschöne neben dem klassischen, geschönten Bild einer frischgebackenen Mama. Es ist okay, nicht alles blitzblank zu haben, sich unsicher zu fühlen oder auch mal zu verzweifeln. Ja, sogar zu scheitern, ist völlig in Ordnung. Wenn etwas nicht klappt, dann ist das so. Ganz egal, ob es ums Stillen geht oder um das Zurückgewinnen deiner Bewegungsfreiheit. Mach es dir nicht selbst so schwer.

Höre lieber auf deinen Körper und das Gefühl, das sich Tag für Tag für den „neuen" Körper und dein Kind einstellt. Schick den Besuch weg, wenn es dir noch zu früh ist oder du lieber in dieser Zeit schlafen willst.

Ich wünsche dir ein möglichst angenehmes Wochenbett. Wirf Erwartungen über Bord und schreibe deine eigene Geschichte unabhängig von dem, was uns die Medien als Realität verkaufen wollen. Es zählt nur eins: mit vollem Herzen dabei zu sein!

GEDANKEN VON CHRISTINA
@mami_tinka

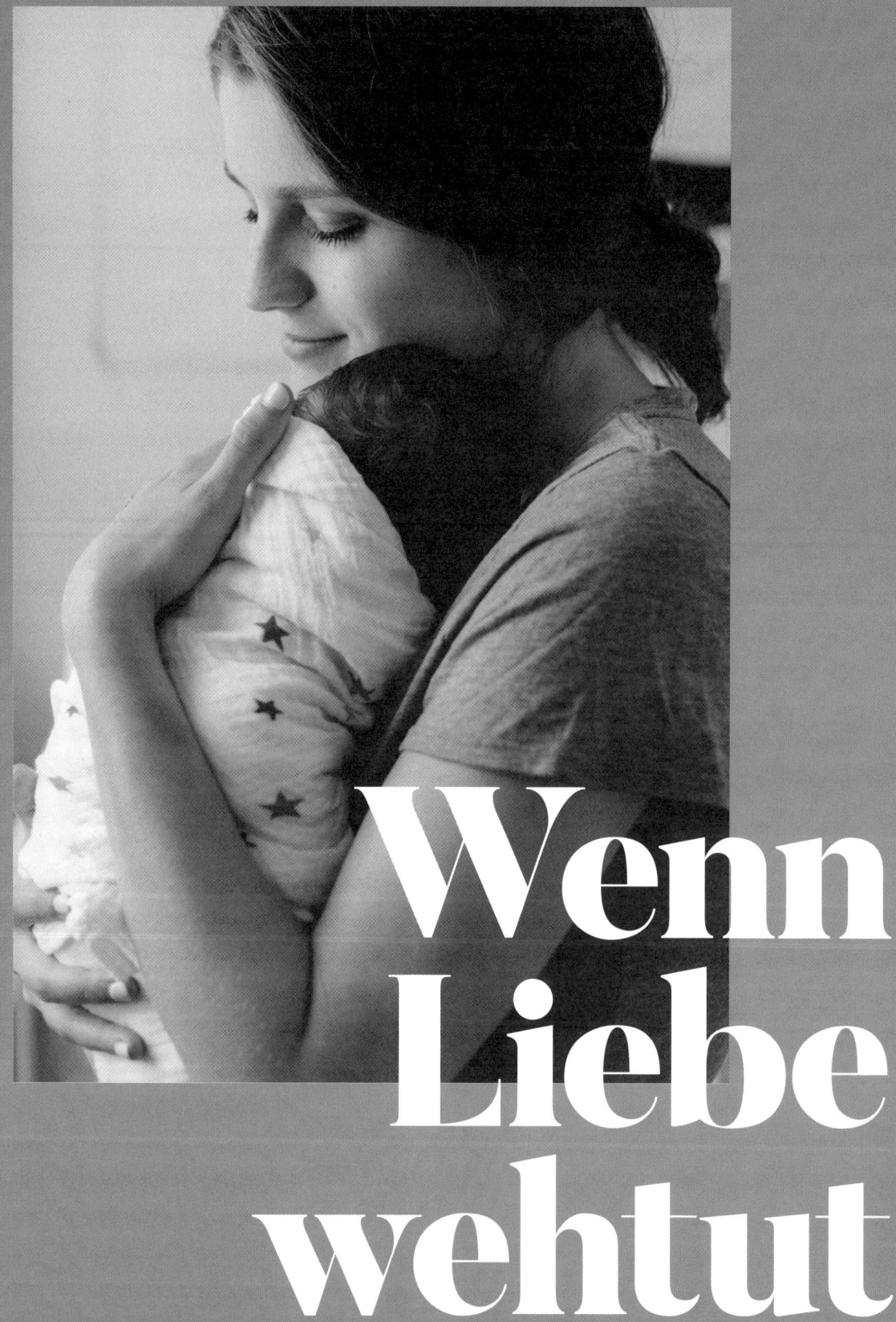

Wenn Liebe wehtut

Manchmal liege ich nachts wach und beobachte meine Tochter dabei, wie sie schläft. Wie sich sanft ihr Brustkorb hebt und senkt. Wie ihre winzigen, zarten Hände neben ihrem kleinen Körper ruhen.

Sie liegt da wie ein Engel. So zart. So wunderschön. Vollkommen. Und auf gewisse Weise auch zerbrechlich.

Mich übermannt in diesen Momenten immer wieder diese bedingungslose, tiefe Liebe zu ihr.

Es ist, als würde ich einen Raum der Liebe betreten. Und bei genauerem Hinsehen erkenne ich sogar die Gäste im Raum. Da sind pures Glück, Frieden, Hoffnung, Freude und tiefe Dankbarkeit. Es herrscht eine liebevolle und warme Stimmung. Doch bei all den wundervollen Gefühlen mischt sich heimlich auch ein Schmerz hinzu. Er schummelt sich kaum sichtbar zwischen all den anderen Gästen hindurch, wohlwissend, eigentlich gar nicht geladen zu sein. Und doch ist er da. Obschon sich der Schmerz bemüht, im Getümmel nicht aufzufallen, sticht er aus der Menge hervor.

Warum schmerzt es mich hin und wieder beim Anblick meiner kleinen Tochter?

Vielleicht weil sie so schutzlos scheint.
Vielleicht weil ich weiß, wie sehr sie mich braucht.
Wie sehr sie auf uns große Menschen angewiesen ist.
Vielleicht weil ich so gerne alle schmerzhaften Erfahrungen von ihr fernhalten möchte und mir bewusst ist, dass ich das nicht kann.

Vielleicht weil ich es nicht aufhalten kann, wenn sie fällt.
Vielleicht weil sie sich ab dem Tag ihrer Geburt schon Stück für Stück, mit kleinen Schritten, von mir löst.
Vielleicht weil ich sie gehen lassen muss. Irgendwann.
Vielleicht ist all das dieser Schmerz.

Und vielleicht gilt es diesen heimlichen und ungebeten Gast einfach an die Hand zu nehmen und zu sagen:

„Hey! Weißt du was? Es ist okay! Es ist okay, dass du da bist! Aber auch wenn ich meine Tochter nicht vor schmerzvollen Erfahrungen bewahren kann, so kann ich sie doch in die Arme nehmen und für sie da sein. Ich kann nicht verhindern, dass sie fällt. Aber ich kann ihr zeigen, wie wichtig es ist, wieder aufzustehen und weiterzugehen. Dass Fehler immer auch etwas zum Lernen bereithalten. Ich kann ihr vorleben, wie wichtig es ist, den Blick nach innen zu richten, Gefühlen Raum zu geben, sie zu fühlen. Ich kann ihr sagen, dass sie gut ist, so wie sie ist. Ganz egal, was andere Menschen sagen mögen. Und schließlich kann ich ihr zeigen, dass sie geliebt wird! Jeden Tag!"

„Gut", sagt der Schmerz, richtet seinen Hut und wendet sich zum Gehen. „Ich sehe, ich werde hier nicht mehr gebraucht."

Und während die anderen Gäste im Raum der Liebe weiter fröhlich plaudernd die Atmosphäre genießen, schleicht sich der Schmerz fast unbemerkt davon.

GEDANKEN VON ELA
@November_Kind

In den ersten Lebenswochen passiert einfach so viel. Wer nicht mitschreibt, wird Mühe haben, sich später zu erinnern. Hier kannst du den wichtigen Momenten einen Platz geben.

Lebens-lauf

NAME

GEWICHT

GEBURTSDATUM

KÖRPERLÄNGE

UHRZEIT

KOPFUMFANG

ORT

HAARFARBE

ARZT/HEBAMME

AUGENFARBE

Meilensteine

SITZEN

ERSTES WORT

KLETTERN

ERSTES LÄCHELN

LAUFEN

ERSTER SCHRITT AN DER HAND

DER ERSTE ZAHN

ERSTE SCHRITTE ALLEIN

DER LETZTE ZAHN

AUF DEN BAUCH GEROLLT

DER ERSTE AUSGEFALLENE ZAHN

AM DAUMEN GENUCKELT

DAS ERSTE MAL RICHTIG VOLLGESCHISSEN

DAS ERSTE MAL GEKRABBELT

ERSTER URLAUB

DIE ERSTE RICHTIGE MAHLZEIT

ZUM ABSCHIED GEWUNKEN

MIT HÄNDEN UND FÜSSEN GESPIELT

Öffentlich Stillen?
Selbstverständlich!

Für den Großteil der Frauen gibt es nichts Unangenehmeres als den Gedanken, in der Öffentlichkeit zu stillen. Sobald es in den sozialen Medien um dieses, für viele sehr heikle, Thema geht, ist die Resonanz meist negativ. Oft sind die Gegner des öffentlichen Stillens Frauen. Unglaublich – gerade wir sollten viel verständnisvoller und unterstützender miteinander umgehen. So schaffen wir das.

Mein erstes Mal
Nach kurzer Zeit habe ich selbst meine Meinung zum Stillen geändert. Ich war stolz darauf, mit meinem Sohn die schwere Zeit der Saugverwirrung überstanden zu haben und früher oder später musste ich ihn zwangsläufig in der Öffentlichkeit stillen. Bis dato hatte ich es immer geschafft, ins Auto zu flüchten, doch diesmal war das nicht möglich. Es war unsere Premiere: Frühstücken mit dem klitzekleinen Baby. Ich empfand diese Situation als alles andere als angenehm, aber wie soll man reagieren, wenn dem Baby vor Hunger die Tränen in die Augen schießen? Da wir glücklicherweise in der hintersten Ecke des Cafés saßen und ich ein großes Spucktuch zum Verdecken dabei hatte, wagte ich diesen, für mich großen, Schritt.

Ohne Hilfsmittel Stillen
Danach stillte ich immer häufiger in der Öffentlichkeit, doch trotzdem war es für mich noch schwer, mich komplett darauf einzulassen. Besonders vor der Familie war es mir sehr unangenehm, sodass ich sogar auf einer Familienfeier mit meinem Baby auf die Toilette verschwand. Bitte mach das niemals. An erster Stelle stehst du mit deinem Baby und keine andere Person. Genauso sollte man auf der anderen Seite immer darauf achten, dass eine Stillende sich wohl fühlt, auch wenn man selbst dafür vielleicht den Raum oder den Sitzplatz verlassen müsste. Diese Situation war für mich ein Schlüsselmoment und ich wollte uns beide niemals mehr so erniedrigen.

Mit der Zeit kam das Selbstbewusstsein. Ich habe plötzlich überall gestillt. Doch ganz ohne Hilfsmittel habe ich mich dies am Anfang nicht getraut. Neben dünnen Decken habe ich zum Verdecken so gut wie immer Spucktücher genutzt. Meine Entscheidung zum Stillen ganz ohne Sichtschutz wurde mir jedoch von meinem Sohn abgenommen. Denn ganz ehrlich, wem würde es gefallen, während des Essens immer ein Tuch auf seinem Kopf liegen zu haben? Schon früh hat mein Baby einfach das Tuch von seinem Kopf gerissen und wollte seine Umwelt beim Trinken beobachten. Nach und nach wurde es immer einfacher. Ein Handgriff, und mein Kind wurde ohne großen Aufwand gestillt. Meist wurde das Einnehmen seiner Mahlzeit nicht einmal von anderen Personen bemerkt.

Ich rate dir in der Öffentlichkeit gar nicht erst mit Hilfsmitteln beim Stillen anzufangen. Kauf keine extra Stillschals und verzichte auf Tücher, mit denen du den Kopf deines Babys bedeckst. Mit wenigen Handgriffen ist es nämlich viel unauffälliger, als sich ein riesiges Stoffstück auf die Schulter zu legen.

Falsche Vorbilder
Ein Erlebnis hatte mich leider in der Schwangerschaft schon beim Gedanken an das öffentliche Stillen erschaudern lassen. Ich saß mit meiner Schwester und ihrem Freund im Ikea-Restaurant und eine Dame, die uns direkt gegenüber saß, musste ihr Baby stillen. Sie zog ihre Bluse fast komplett aus und wir konnten wirklich alles se-

„Mit der Zeit kam das Selbstbewusstsein.

Ich habe plötzlich überall gestillt."

hen. „So läuft das also ab?", dachte ich mir damals. „Keinerlei Privatsphäre während des Stillens?" Diese Situation hatte mich so sehr geprägt, dass ich schon am Stillen selbst zweifelte. Ich hatte bis zu diesem Zeitpunkt noch nie eine Stillende gesehen und wollte keinesfalls, dass ich mich so präsentieren muss.

Entweder sieht man so gut wie nie stillende Frauen oder extreme Fälle, mit denen man sich nicht identifizieren kann. Genau aus diesem Grund ist das Stillen in der Öffentlichkeit verpönt: Denn dezentes Stillen ist selten zu sehen. Man könnte denken, dass es so unauffällig passiert, dass wir es im Alltag nicht merken. Jedoch achte ich seit meiner Mutterschaft auf andere Mütter und habe bis jetzt nur innerhalb meines Freundeskreises und der Familie öffentlich Stillende gesehen.

Setzt ein Zeichen für euch und andere Frauen

„Mein Baby hat Hunger, ich gehe mal eben auf die Toilette." Dieser Satz sollte niemals aus dem Mund einer Mutter kommen. Auch sollten wir uns nicht im Auto verstecken müssen. Stille einfach überall da, wo dein Kind Hunger hat, egal wo und wann. Nach wenigen Abläufen geht es wie von selbst und du benötigst kein Tuch oder andere Dinge, um dich zu verdecken. Wir müssen uns viel öfter zeigen, um anderen Frauen, die nicht das nötige Selbstbewusstsein haben, Mut zu machen. Jeder Anfang ist schwer, aber warum sollten wir die Bedürfnisse Fremder über die unseren und ganz besonders über die Bedürfnisse unserer Babys stellen? Auch wenn man weder Frau noch Mutter ist, reicht oft ein nettes Lächeln, um einer stillenden Frau zu helfen.

Ich habe schon an den verrücktesten Orten gestillt. Selbst auf stillfreundliche Kleidung achte ich so gut wie gar nicht und trotzdem bemerken mich viele Personen nicht. Auch negative Reaktionen habe ich in meinen insgesamt 25 Monaten Stillzeit mit meinen beiden Söhnen noch nie erlebt. Jedenfalls nicht bewusst. Trau dich, denn du wirst im echten Leben in den meisten Fällen auf nette und verständnisvolle Personen treffen.

GEDANKEN VON LAURA

Laura ist Mama von zwei Kindern und bloggt über bedürfnisorientiertes Leben mit Kindern.
✈ www.trendshock.de | ⃝ @trendshock

aaaaah

hhhh

Du hast geschrien, ich wusste nicht, wieso. Aus purer Hilflosigkeit schrie ich zurück. Wir zuckten beide für einen Moment erschrocken zusammen. Du fingst an zu weinen und ich auch.

Situationen wie diese sind selten, doch manchmal ist auch für mich alles zu viel.

Dann fühle ich mich hilflos, ahnungslos, ohnmächtig in meinem Tun. Dabei trage ich doch die größte Verantwortung, die es gibt.

Ich möchte dir so gern eine gute Mama sein, möchte dich mit Liebe überschütten und es dir ermöglichen, zu einem glücklichen Menschen heranzuwachsen. Ich möchte dir deinen Weg ebnen, dich beschützen und begleiten.

Ich bin dein Anker auf rauer See und geh mit dir barfuß am Strand, ich zeig dir das Meer und schenke dir mein Herzrauschen. Ich gebe dir Wurzeln zum Wachsen und Flügel zum Fliegen. Ich werde an deiner Seite kämpfen, mit dir stolpern und wieder aufstehen. Ich helfe dir auf, wenn du fällst und breite meine Arme für dich aus. Immer. Wenn du dich verloren fühlst, so sei dir gewiss, ich sehe dich. In meinem Herzen bist du sicher.

Mein Kind, ich liebe dich.

~~~~~~~~~~~~~~~~~~~~~~~~~~~~~~~~~~~~~

GEDANKEN VON KATRIN
@gltzrmdchn

Diese Sprüche wirst du garantiert hören!

Sprüche-Bingo

Teile deinen Bingostatus auf Instagram mit dem Hashtag
#heymamabingo

Schlaf, wenn dein Baby schläft!	Und, wie ist das Leben mit Kind?	Er/Sie ist bestimmt müde.	Hast du denn noch Milch?	Mensch, wie groß er/sie geworden ist!
Er/Sie kriegt bestimmt Zähne!	Wie, sie/er nimmt keinen Schnuller?	Das habt ihr aber gut hingekriegt!	Stillst du immer noch?	Was hat er/sie denn?
Er/Sie hat bestimmt Hunger.	Habt ihr schon mit Brei angefangen?	Schläft er/sie schon durch?	Junge oder Mädchen?	Das haben meine Kinder ja nie gemacht.
Lass das Kind ruhig mal ein bisschen weinen!	Wann willst du wieder arbeiten gehen?	Das geht alles so schnell!	Er/Sie muss bestimmt mal gewickelt werden!	Ganz schön gut dabei, der/die Kleine!
Wie alt ist er/sie denn jetzt?	Ich komme gerne vorbei und nehme dir das Kind mal ab!	Ganz der Papa/ die Mama!	Wann kommt Baby Nummer Zwei?	Hast du schon wieder deine normale Figur zurück?

Leben in der Mamablase

Magic is something you make

Wenn ich mein Mamasein mit einem Wort beschreiben sollte, so fände ich keins. Auch nicht zwei oder drei. Mamasein ist so komplex. Viel komplexer, als es Worte ausdrücken könnten. Es ist ähnlich wie mit der Geburt. Ich kann davon erzählen, wenn mich jemand danach fragt, die Ereignisse, die Besonderheiten, die Eckdaten schildern. Aber was es wirklich ausmacht, was eine Geburt zu etwas derart Magischem macht, können Worte kaum beschreiben. Du weißt es, wenn du es machst. Du weißt es, wenn du es fühlst.

Ain´t no hood like motherhood

Interessanterweise beginnt der Prozess des Mutterwerdens lange vor dem eigentlichen Muttersein. Schwanger sein, das heißt auch Anpassungsleistungen in einem relativ kurzen Zeitraum, die man gut aushalten können muss. Das ist nicht immer einfach und es ist okay, dass es nicht immer einfach ist. Man durchlebt eine Metamorphose, einen Prozess, der einen nicht nur physisch, sondern auch psychisch ganz grundlegend verändert. Nichts in meinem Leben hat bislang so essenziell auf mich eingewirkt. In mir wuchs ein Mensch heran. Ich habe ein Kind geboren, ein neues Leben in die Welt gebracht. Es verändert sich einfach alles. In mir. Und um mich herum. Plötzlich stehe ich da, die physischen Schmerzen der Geburt sind vergangen, die Wunden vernarbt, ich trage mein Kind auf dem Arm und empfinde unendlich viel Liebe. Da sind auch Ängste, viele Ängste, doch die Liebe zu meinem Kind ist so viel stärker als ich es mit Worten auszudrücken vermag. Der Alltag glitzert vor sich hin und nach und nach begreife ich immer mehr, dass ich jetzt eine andere bin. Und doch dieselbe. Ich bin … Mutter.

Wortgebilde, die noch wachsen

Die Zeit zieht sich wie Kaugummi und doch funkelt sie so schnell vorbei wie ein zarter Sonnenstrahl. Das Wochenbett ist eine heftige Zeit. Es ist ein so unglaublich intensiver Prozess, für den es mir nicht gelingt, adäquate Worte zu finden. Und genau das ist der Punkt. Ich könnte so vieles erzählen. Über diese fancy Hormone, die 24/7 in mir herumsprudeln, die alltäglichen emotionalen Achterbahnfahrten, über das plötzliche Muttersein und die neue Rollenfindung, das Stillen mit all seinen schönen und herausfordernden Facetten, über all die wunderbaren, beängstigenden, aufregenden, niederschmetternden, liebevollen, schmerzhaften, unglaublichen und intensiven Dinge des Mutterseins. Meines Mutterseins. Doch ich könnte nicht annähernd mit Worten beschreiben, was ich tagtäglich empfinde und erlebe. Ich bin voller Gefühl, voller Emotionen und Worte sind gerade noch nicht das Medium, mit dem ich all das nach außen tragen könnte.

Ängste. Oder: Atmen statt Denken

Ich habe Angst, eine schlechte Mutter zu sein. Meinem Kind die Kindheit zu versauen. Irgendwie. Durch Altlasten, Gedanken, Ängste, … mich. Ich habe Angst vor meinen Ängsten. Davor, dass sie immer größer, immer mehr werden. Dass sie mich übernehmen, meine Gedanken und Handlungen steuern, dass ich einfach irgendwann nur noch aus Angst bestehe. Ich habe Angst, mich zu verlieren. Ich weiß nicht mal, ob ich mich überhaupt gefunden habe. Und jetzt weiß ich nicht mehr, wie viel Platz noch für mich da ist. Womit ich ihn ausfüllen soll. Wer ich bin. Was ich bin. Wo ich bin.

Die Uhren drehen sich jetzt anders

Die Zeit ist eine ganz eigene, eine andere. In diesem Mamaversum dreht sich alles in sich selbst, Zeitfäden verweben sich mit Sternlinien, alles hat seine ganz eigene Dynamik. Ich bin hier, mittendrin, den Kopf voller Sternenstaub und den Bauch voller Schmerz. Und ich frage mich, ob sich die Zahnräder psychosomatischer Symptome wieder ineinander verhakt haben.

Wenn Schwere leichter ist als Leichtigkeit

Mich umgibt so viel Liebe, ich bestehe aus Liebe, von mir gehen Schwingungen funkelnder Herzlichkeit aus, doch aus dem einen Grund oder dem anderen funktioniert die Dynamik nur in eine einzige Richtung. Von mir weg. Meine menschliche Schale ist fest, viele Jahre innerer Kämpfe und einige Zeit intensiver Metamorphose haben sie angeraut, an einigen Stellen schimmert schwarzes Vulkangestein, manche Ecken sind porös. Warum ist es so schwer für mich, leicht zu sein? Vielleicht ist das eine Nebenwirkung. Vielleicht bin das gar nicht ich. Es ist etwas, das mit mir passiert, vielleicht komplexe biochemische Prozesse in meinem Hormonkreislauf. Könnte das sein? Das könnte doch sein. Diese Traurigkeit. Diese Schwere. Dieses permanente Gefühl, eine schlechte Mutter zu sein, überfordert zu sein, hilflos zu sein. Das Wochenbett ist längst vorbei, aber die Traurigkeit ist geblieben.

Magic happened here

Ich kann meine Energie spüren, sie pulsiert oft im Takt meines Herzens und ich spüre auch, wie sie aus mir herausfließt, ohne dieses Gute-Ge-fühl-Dingsi zu hinterlassen. Es bleibt nur Leere zurück. Ich existiere als gläsernes Konstrukt, meine Haut ist so transparent wie meine Seele. Ich bin so sensitiv, so überaus empfindsam und gleichzeitig auch so kantig und splitternd. Dabei möchte ich doch so gern mehr sein. Mehr ich. Oder ... bin ich das jetzt? Eine Ambivalenz aus zartem Gefühl und rauer Beschaffenheit? In mir ist ein Mensch herangewachsen, mein Körper hat ein Wunder vollbracht, magic happened here. Doch alles, was zurückbleibt, ist das Zweifeln. Das Infragestellen. Das Sich-nicht-gut-Fühlen.

In den Tälern wachsen wir, nicht auf den Bergen

Mein Tempo ist jetzt ein anderes, meine Dimension ist eine andere. Ich habe das Gefühl, die Welt dreht sich ohne mich weiter. Ich habe mich auf eine Reise begeben, die mich für immer verändern wird. Sternlinien zeigen mir auch in den dunkelsten Stunden den Weg, ich kann die Kraft des Universums in meinem Herzen spüren, da, wo einst dieses kleine Wesen in mir heranwuchs. Ich bin voller Liebe und Wärme, auch wenn jeder Tag aufs Neue eine einzige Herausforderung ist. Ich gehe diesen Weg aus Sternenstaub und mit jedem Schritt wachse ich über mich hinaus.

Damaged but not broken

Als ich Mutter wurde, gab es einen Neuanfang. Eine Transformation, eine Metamorphose. Als ich Mutter wurde, warf ich eine Schale ab. Sie umgab mich viele Jahre, war beständig in ihrer kantigen Beschaffenheit und ließ hier und da mein Herz hervorschimmern. Doch jetzt passt diese Schale nicht mehr, sie kann nicht mehr das schützen, was darunter liegt, dazu ist sie nicht gemacht. Am Tag der Geburt meines Kindes warf ich sie also ab und stehe seitdem in der Welt, wie ich bin. Pur. Echt. Angreifbar. So empfindsam wie noch nie zuvor in meinem Leben. So sensitiv. So ... zerbrechlich. Als ich Mutter wurde, verwandelte ich mich. Das Mutterwerden verwandelte mich. Das Muttersein verändert mich. Tag für Tag. Und so ist auch jeder Tag ein Neuanfang, immer und immer wieder.

GEDANKEN VON KATRIN
@gltzrmdchn

Your body is a wonderland

Ich hatte einst ein Wunder im Bauch.
Heute liegt es oben drauf.

Sei dankbar. Für diesen Körper. Immer wieder haben dich in der Vergangenheit Ängste und Selbstzweifel gepackt – dass du nicht schön genug bist, dass du zu dick bist, dass du aus der Reihe fällst, dass du anders bist. Und dann erschafft dein eigener Körper – an dem du so oft gezweifelt, den du so oft beschimpft hast – etwas, das unbegreiflich ist. Und du stehst neun Monate lang vorm Spiegel, streichelst deinen Bauch, der noch nie so groß war, und kannst das alles nicht fassen. Du fühlst dich weder hässlich noch dick – was da passiert, kannst du einfach nicht greifen. Es ist unglaublich. Kurze Zeit später stehst du wieder vor dem Spiegel. Du bist nicht allein. In deinem Arm liegt ein Mini-Mensch. Die Füße baumeln an deinem nackten, weichen Bauch herunter. Du siehst in den Spiegel, siehst deinen hängenden Bauch, die Streifen, die diese Zeit hinterlassen hat. Und alles, was du siehst, ist eine Geschichte. Keine Zweifel. Kein „Ich bin hässlich". Sondern ein „Ich bin dankbar". Für alles, was dein Körper geschafft hat. Für die Zeit, die hinter euch liegt. Für das Bündel Liebe, das in deinen Armen liegt. Nach all den Jahren voller Selbstzweifel und -hass ist mir eins bewusst geworden. Mein Körper gehört mir, ich muss mich nicht mit anderen vergleichen. Wie ich mich sehe, ist allein meine Sache. Ich ärgere mich, dass ich meinen Körper all die Jahre so gehasst habe. Ich hätte diese Zeit mehr genießen, mich nicht im Schwimmbad schämen und freier leben sollen. Wie anders wäre mein Alltag, wie viel leichter wäre mein Herz heute? Unser Mini-Mensch hat ein ganz neues Körperbewusstsein in mir geweckt. Sie ist der Grund, dass ich mich hier stolz zeigen kann, um dir Mut zu machen, dich wachzurütteln oder dir einfach sagen zu können, dass du gut bist, wie du bist! Und jeder Streifen bedeutet Mut und Stärke. Sie sollen dich jeden Tag daran erinnern, was du geschafft hast.

~~~~~~~~~~~~~~~~~~~~~~~~~~

GEDANKEN VON TAMI
🔘 @tamidonath

„Denn plötzlich muss geteilt werden, und zwar alles!"

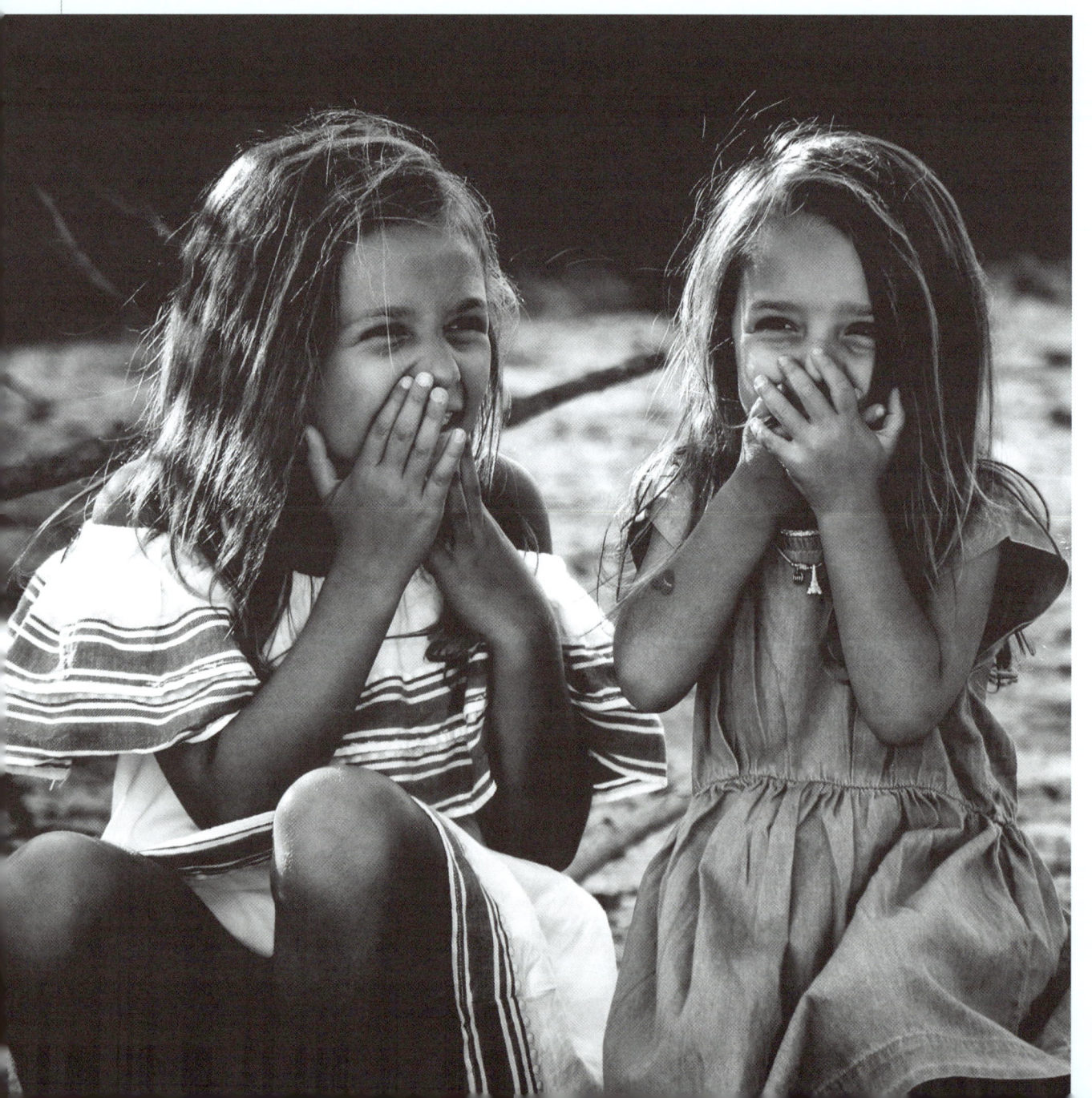

Liebe teilen

Alle haben sie es mir gesagt, und geglaubt habe ich es auch. Nur dass es doch tatsächlich so kommt, darauf war ich nicht gefasst. Deine Hände und Füße kommen mir so riesig vor, du stehst plötzlich vor mir, dabei warst du doch letztens noch mein Baby. Seit deine Schwester da ist, kommt mir alles an dir noch viel größer vor. Purer Stolz überkommt mich, wenn ich dich sehe! Und nein, du wirst nicht immer mein Baby sein, das ist mir nun mehr als bewusst, doch das ist auch gut so! Denn du wirst größer, jedes Jahr. Du wirst schöner mit jeder deiner Locken, mit jedem schelmischen Grinsen. Ja, du wirst älter, ob ich das will oder nicht, und nein, mein Baby bleibst du nicht für immer – und doch bist du es, die mich zur Mama machte! Meine Erstgeborene! Mein absolutes Wunschkind, unser schönstes Kunstwerk!

Viele haben Angst, das zweite Kind nicht so lieben zu können wie das erste! Ich hatte diese Angst nicht. Und doch kann ich sie jetzt besser nachvollziehen. Denn plötzlich muss geteilt werden, und zwar alles! Manchmal habe ich das Gefühl, es zerreißt mich. Ich werde keinem von euch gerecht, kann nicht immer auf euch eingehen, wie ihr es gerade braucht. Ich muss mich teilen, eine Million Mal am Tag, bis ich abends mit all diesen Teilen erschöpft ins Bett falle, mich frage, was ich geleistet und ob ich heute etwas geschafft habe und wenn ja, ob's gut war. Diese Angst, ich könnte meine Liebe nicht teilen, hatte ich nie. Ich habe Angst, ich kann alles andere nicht teilen, nicht auf euch zwei aufteilen, sondern muss stattdessen mich teilen, um irgendwas geben zu können.

Doch dann fällt mir ein: Bestehen wir nicht auch aus winzig kleinen Teilchen? Und geht es im Leben nicht immer darum zu teilen, sich Dinge, Geld oder sonst etwas richtig einzuteilen? Genau das wünsche ich mir doch für euch. Ich wünsche mir für euch, dass ihr lernt, dass sich die Welt nicht um euch dreht. Dass es schöner ist, mehrere Menschen zu lieben als nur eine einzige Person. Dass man nicht nur Liebe teilen kann, sondern auch seine Zeit; dass man lernen muss, sie sogar gut einzuteilen. Ich wünsche mir, dass ihr den Schatz darin entdeckt, auch mal warten zu dürfen, nicht immer alles sofort zu bekommen; auch wenn die Welt uns etwas anderes vermitteln will. Ich wünsche mir, dass ihr lernt, nicht nur zu nehmen, nicht alles und nicht sofort, sondern dass ihr erkennt, wie schön es ist zu geben, wie schön es ist, zu teilen und wie schön es ist zu lieben! Denn das tue ich, und zwar euch beide! Keinen mehr oder weniger als den anderen, sondern euch beide auf ganz verschiedene Weisen!

GEDANKEN VON SALOME

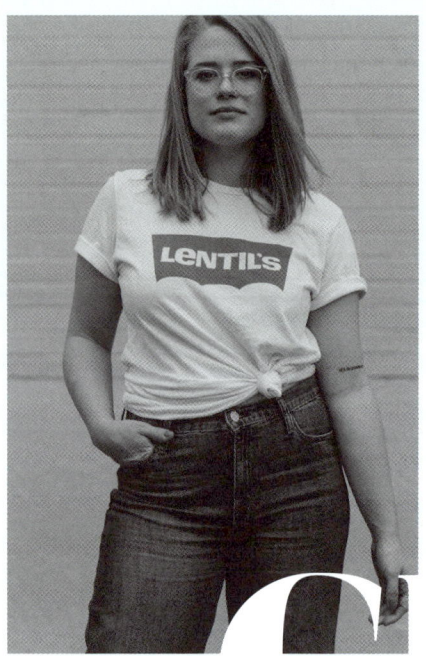

Tipps & Empfehlungen

Apps

Must-have für Schnäppchen-Mamas: die *App „Glückskind" (von dm)* und die *Rossmann-App.*

Das Windelmobil

Der mobile Windelshop verkauft B-Ware und Windeln, die Druckfehler haben, für kleines Geld. Auf *www.mobilerwindelshop.de* kannst du gucken, wann das Windelmobil das nächste Mal in deiner Nähe ist.

Vinted

Gerade in den ersten Lebensmonaten wachsen die kleinen Zwerge so schnell aus ihren Klamotten raus. Bei Vinted (ehemals Mamikreisel) findest du auch Kinderkleidung für den kleinen Geldbeutel, fast immer wie neu. Schaue immer zuerst auf Mamikreisel, ob du dort findest, was du suchst (nicht zuletzt aus Gründen der Nachhaltigkeit). *Tipp: Viele Mamis bieten dort zusätzlich noch mal einen Rabatt an, wenn du mehrere Artikel bei ihnen kaufst.*

Oje, ich wachse!

Es gibt sie wirklich – Entwicklungsschübe. Und sie machen einem das Leben mit Kind manchmal etwas schwerer. Mit der App oder dem Buch *„Oje, ich wachse!"* kannst du ganz easy nachvollziehen, was dein Kind gerade lernt, was sich neu entwickelt oder wann sich der nächste Schub ankündigt.

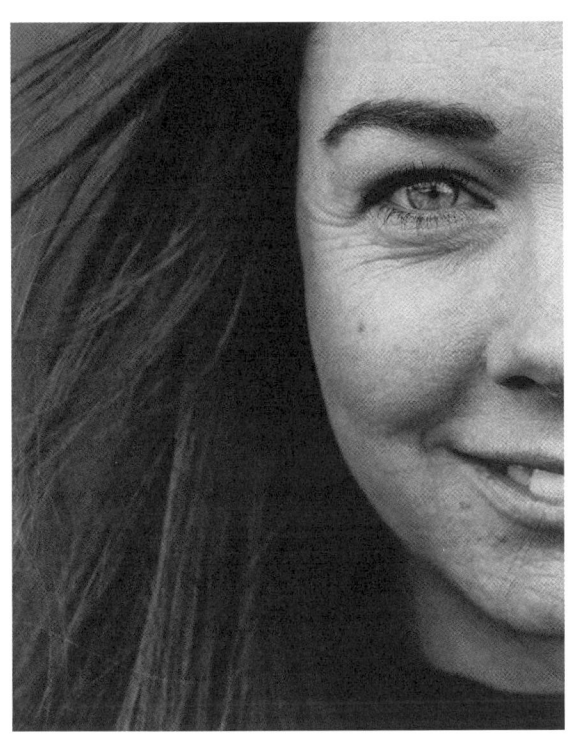

Zweifle niemals an dir als Mama. Jede Entscheidung, die DU triffst, ist richtig für dich und dein Kind.

—

Erinnere dich immer
wieder daran!

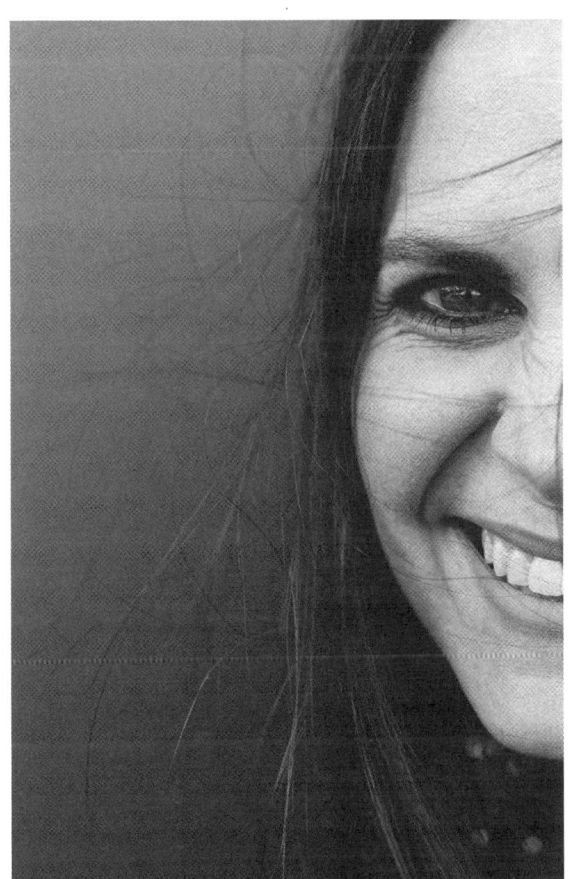

Es gibt nicht DIE Art und Weise, eine Mutter zu sein.

Du definierst, wer und wie du als Mama sein möchtest.

—

Vergleiche dich nicht
mit anderen Mamas!

Ich sehe dich

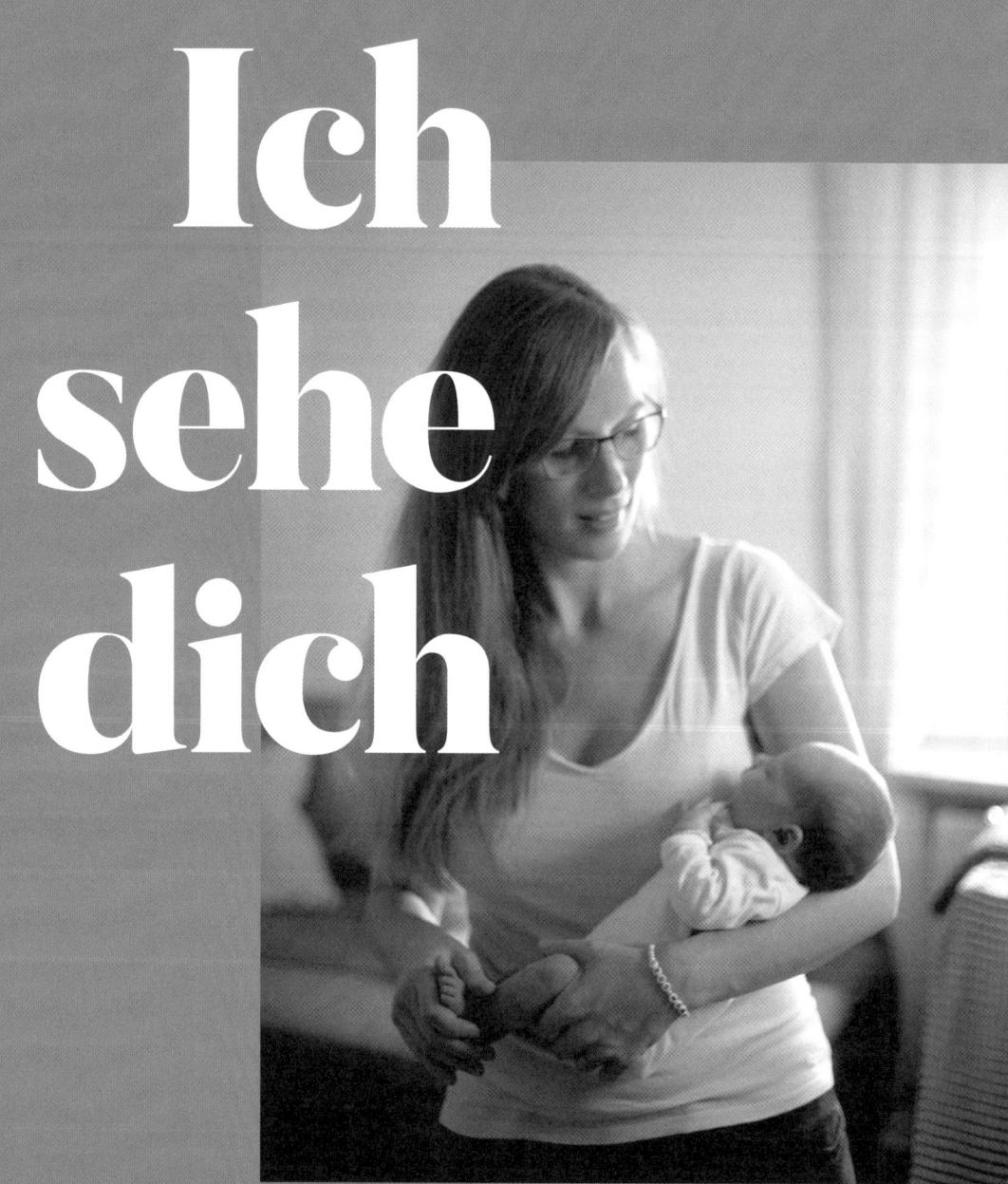

Mama, ich habe dich gehört, wie du im Schlafzimmer gesessen hast und sagtest, du seist müde. Du hast dir die Haare gerauft, hast Papa gesagt, dass du dich nicht schön fühlst. Mama, ich habe es gespürt, wie da eine Träne auf meinen Kopf getropft ist, als du mich in der Trage durch das Haus geschleppt hast, mit Rückenschmerzen. Ich habe es gespürt, wie du dich geärgert hast, weil ich an diesem einen Tag nur deine Aufmerksamkeit wollte, obwohl du dich so erschöpft gefühlt hast. Mama, ich liebe es, morgens in deine Augen zu sehen, wie sie mich anstrahlen mit all dieser Liebe. Ich mag deine lustige, verstellte Stimme und wie du mich kitzelst, wenn wir morgens meine Füße aus dem Schlafanzug freilassen. Ich liebe deine lustige Frisur, die dich ein bisschen wie einen zerzausten Vogel aussehen lässt. Mama, du riechst so gut und ich kann mir nichts Schöneres vorstellen, als in deinen Armen zu liegen, deinen Herzschlag zu hören und tief durchzuatmen. Du bist mein sicherer Hafen. Ich erkenne dich an deiner Stimme, muss mit dir lachen und manchmal weinen wir gemeinsam. Mama, du bist meine Mama, meine beste Mama und der schönste Mensch in meinen Augen – denn du strahlst in jedem Moment, in dem du mich hältst und wiegst, stillst und streichelst, in dem du mich beschützt und bespaßt. Ich bin ein Teil von dir, dein Seelensplitter sagst du immer. Und ich weiß, dass uns niemand unsere Verbindung, unser Vertrauen nehmen kann, denn du bist meine Mama!

~~~~~~~~~~~~~~~~~~~~~~~~~~~~

GEDANKEN UND BILD VON LARISSA
[○] **@laraleoleben**

Das „da unten" ist ruiniert

Viele Leute meinen auch dazu schon vor der Geburt ihre Meinung kundgeben zu müssen: „Dein Intimbereich wird nie mehr sein, was er mal war. Er wird ZERSTÖRT werden." Erstens: Uncool! So etwas einer Frau zu sagen, ist einfach nicht fair. Wo soll das Kind denn sonst raus, wenn es zu keinem Kaiserschnitt kommt?! Zweitens: Jeder Körper tickt anders. Eins steht fest: Dein Körper braucht Zeit, sich zu regenerieren und auch wenn die ersten Wochen schmerzhaft und anstrengend sind und du nicht daran glaubst, dass dein Intimbereich jemals wieder in Ordnung kommt – er wird wieder! Der Körper ist ziemlich genial, wenn es um seine Regeneration geht.

Mama-Mythen

Du verliebst dich sofort in dein Baby

Was für viele wahr ist, ist für einige Frauen ein Mythos und schwer zu begreifen. Du wirst diesen Menschen lieben, keine Frage. Doch diese extreme Liebe, die auf den ersten Blick, fehlt. Einige von uns brauchen eine Weile, um dieses kleine Wesen kennenzulernen. Da sind dann keine Schmetterling im Bauch. Und das ist völlig okay und total normal! Es bedeutet nicht, dass du eine schlechte Mama bist oder gar eine Wochenbettdepression hast. Es bedeutet, dass du menschlich bist. Gib dir und euch ein wenig Zeit.

Du musst deine Karriere aufgeben

Ganz ehrlich, es ist hart nach der Geburt deines Babys wieder arbeiten zu gehen. Aber vielleicht liebst du deinen Job und möchtest ihn nicht aufgeben, trotz deiner neuen Rolle. Die klassische Rolle einer Mama und Hausfrau ist schon lange keine Realität mehr (oder sollte es nicht sein). Heutzutage können auch Väter in Elternzeit gehen, man kann Teilzeit arbeiten, eine Tagesbetreuung oder Kindermädchen für das Kind finden und trotzdem Karriere machen. Solange es sich für dich gut anfühlt, wird es auch das Beste für dein Kind sein.

Du wirst von deinem Kind fremdbestimmt

Dieser Mythos ist so wahr, wie du ihn wahr werden lässt. Es wird Zeiten geben, da wirst du dich fühlen, als wäre dein Kind der Boss deines Lebens. Aber es wird auch Zeiten geben, da wirst du für dich entscheiden müssen, dass die Krümel auf dem Boden gerade niemanden interessieren. Das hat Zeit.

Du wirst nie wieder schlafen

Ja, dein Schlafrhythmus ist nicht mehr der alte, dein Baby wird mehrmals die Nacht nach dir verlangen und vielleicht wirst du eine der Mamas, deren Kinder auch mit vier Jahren noch nicht durchschlafen (Yay!). Aber: So schlimm ist es gar nicht. Du wirst schlafen! In kürzeren Abständen, weniger Stunden die Nacht – aber du wirst schlafen können.

Du gehörst zum inoffiziellen Mama-Club

Es gibt kein Aufnahmeritual oder wöchentliche Mama-Club-Sitzungen. Wie schön wäre das denn: Eine andere Mama, die dir hilft, den wegrollenden Einkaufswagen und das Trotzphasen-Kind auf dem Parkplatz unter Kontrolle zu bekommen. Wenn du das liest, kannst du das nächste Mal ja bewusst nach Mamas Ausschau halten, die Hilfe benötigen könnten. Lass uns den Mythos zu einer Wahrheit machen!

Bye-bye Social Life

Auch dieser Mythos ist so wahr, wie du ihn wahr werden lässt. Es wird Freunde geben, die langsam aber sicher aus deinem Leben verschwinden. Sie stehen einfach an einem ganz anderen Punkt in ihrem Leben als du – das ist okay. Andere entfernen sich bewusst von dir, weil du nicht mehr „die Alte" bist und freitagabends nicht mehr mit um die Häuser ziehst. Auch das wird okay sein. Doch es liegt bei dir: Gib dein Baby mal ab, gönn dir ein, zwei oder zwölf Cocktails und genieße deinen FEIERabend!

Sei eine **richtige** Mama

Es gibt nicht den einen Weg „es richtig" zu machen. Macht einerseits Angst – es könnte so viel falsch laufen – und löst auf der anderen Seite Anspannung.
Deine Familie, deine Entscheidungen. So einfach ist das.

Du liebst es Mama zu sein

Manchen Frauen geht es genau so und das ist großartig. Die Betonung liegt hier auf *„manchen Frauen"*. Man bekommt eben kein Mamasein auf Probe, man kann es nicht ausprobieren und gucken ob es „funktioniert". Es ist völlig normal, wenn du irgendwann den Gedanken hast „Oh mein Gott, was habe ich da getan?" VÖLLIG NORMAL! Du bist deswegen keine schlechte Mama. DU definierst, was Mamasein für dich bedeutet. Finde heraus, wie du diese Aufgabe meistern und dich dabei gut fühlen kannst. Whatever works for you!

Du wirst ungeschminkt und mit zerzausten Haaren leben müssen

Man hat weniger Zeit, wird ständig vollgekotzt und ist eigentlich nur dabei, Kleidung zu wechseln. Ja, manchmal spart man sich dann das fünfte Mal umziehen am Tag, da ist dann einfach die Puste raus. Aber das muss nicht immer so sein. Du entscheidest, ob du heute Make-up trägst und die Haare kämmst oder nicht. Es liegt ganz allein bei dir.

Keine Zeit zu zweit

Die Zeit zu zweit ist definitiv etwas, was weniger wird. Trotzdem kein Grund, sich nicht mehr zu daten. Je größer das Kind wird, desto einfacher wird es wieder, Zeit miteinander zu verbringen. Es geht darum, das Beste aus der Zeit zu machen, die euch zur Verfügung steht und euch als Eltern immer wieder Kinderpausen zu gönnen.

Scheitern erlaubt

Ich bin Mutter einer wundervollen, vier Monate alten Tochter. Doch wie jedes Kind bringt mich auch dieses Fräulein ab und an zur Weißglut und überfordert mich in manchen Situationen einfach. Aufgrund der Tatsache, dass sie mein erstes Kind ist, bin ich oft sehr überängstlich und perfektionistisch, was das Leben mit Kind und Haushalt anbelangt. Nach einem der täglichen Spaziergänge fing meine Tochter plötzlich an zu schreien. Jeder Versuch des Tröstens scheiterte und führte zu noch mehr Gebrüll. Also nahm ich meine Beine in die Hand, flitzte im Eiltempo Richtung Wohnung und sah, dass noch ein Wäschekorb, sowie Zeitungen und Post auf der Treppe standen. Mal wieder hatte der Freund nur die Hälfte erledigt.

Statt mich zu beschweren, nahm ich das Kind samt Wanne aus dem Kinderwagen und klemmte mir den Wäschekorb und die Post unter den anderen Arm. Weil das Kind immer weiter schrie und ich langsam Angst hatte, es könnte hyperventilieren, rannte ich die Treppe hinauf, verfehlte die letzte Stufe und stolperte. Wäschekorb und Zeitung landeten auf dem Boden. Soweit nicht schlimm ... Aber ich bemerkte, dass ich nur noch einen Henkel der Kinderwagenwanne in der Hand hielt. Meine Tochter kippte in Schräglage gen Boden, ihre Augen weit aufgerissen. Gott sei Dank war sie durch den Fellsack gut gepolstert und hat sich nirgends gestoßen. Wahrscheinlich habe ich mich selbst mehr erschrocken als sie. Selbst einer extrem ängstlichen Person kann so etwas also passieren. Wir Mütter dürfen auch einmal scheitern. Beim nächsten Mal bleibt der Korb dann halt stehen. Und die Post auch. Beim nächsten Mal gehe ich lieber ein zweites Mal und beruhige vorher mein Kind.

~~~~~~~~~~~~~~~~~~~~~~~~~~~~~~~~~~~~~~~

GEDANKEN VON CINDY
@ @my_spirits_gold

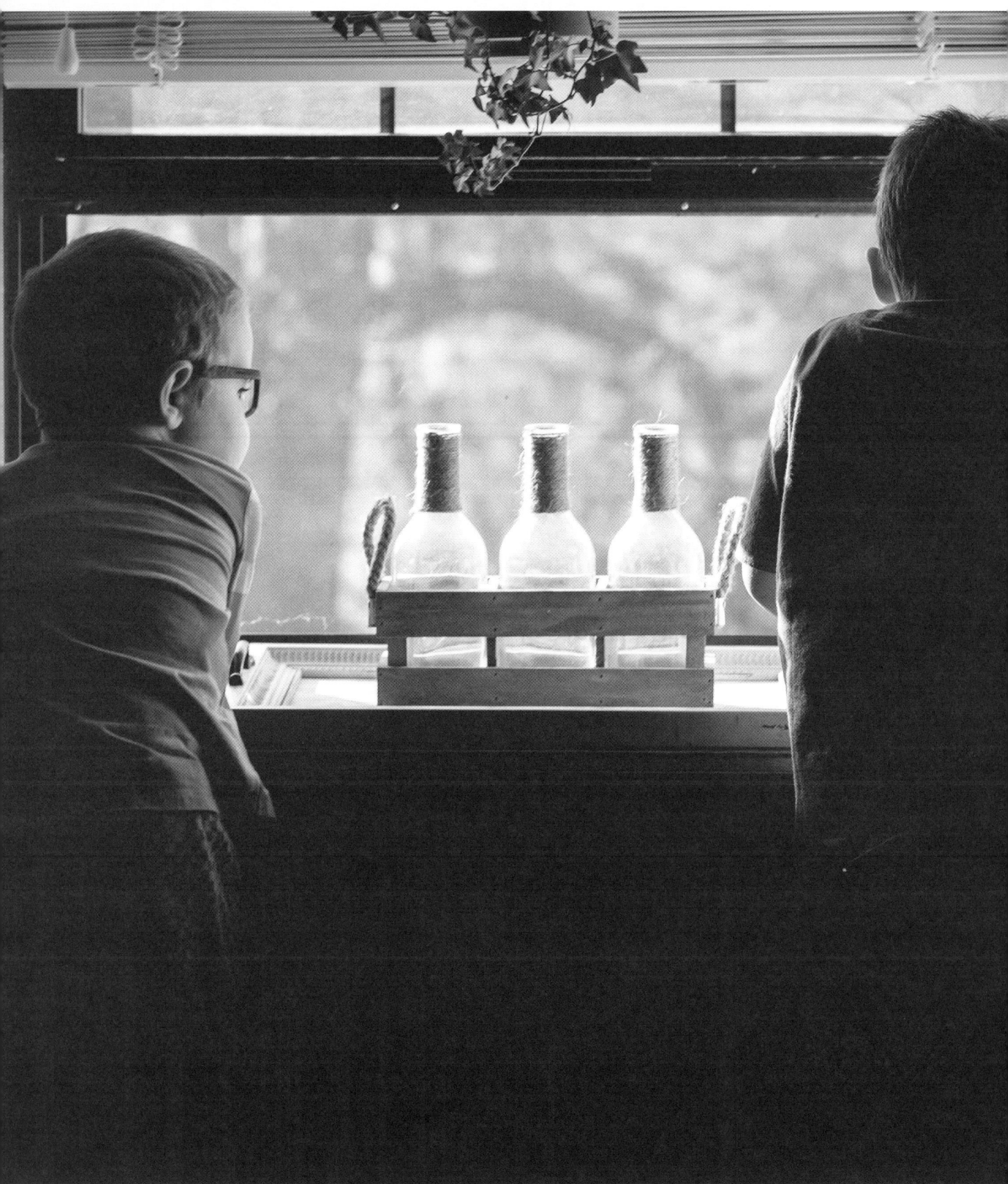

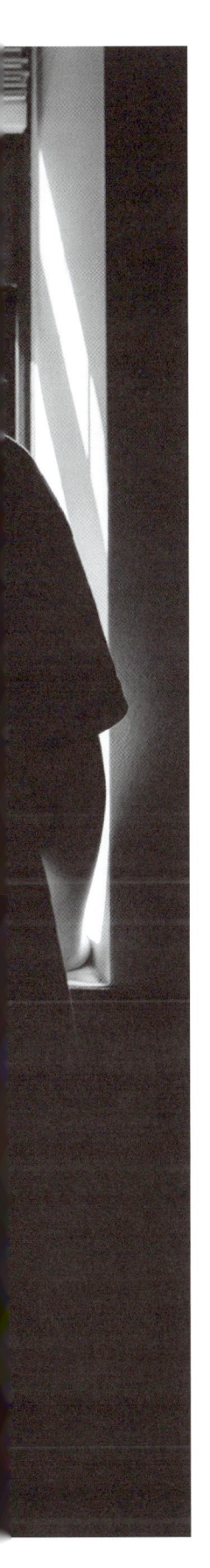

... und was jetzt?

Das Wochenbett ist rum. Ihr seid jetzt ein ein-gespieltes Team, volle Kraft voraus in den neuen Alltag!

*Aber was heißt das denn jetzt eigentlich?
Wie wird er wohl aussehen, der neue Alltag?*

Auf den nächsten Seiten findest du ein paar Texte aus dem Alltag verschiedener Frauen. Mögen sie dir eine Inspiration sein.

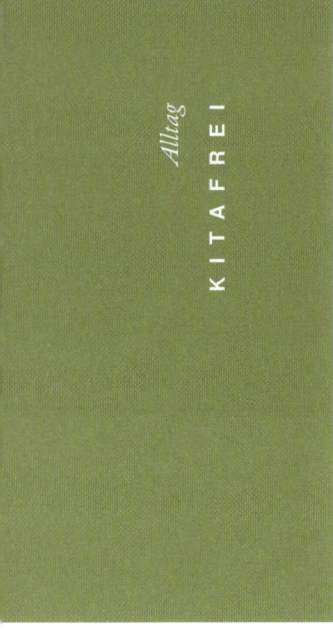

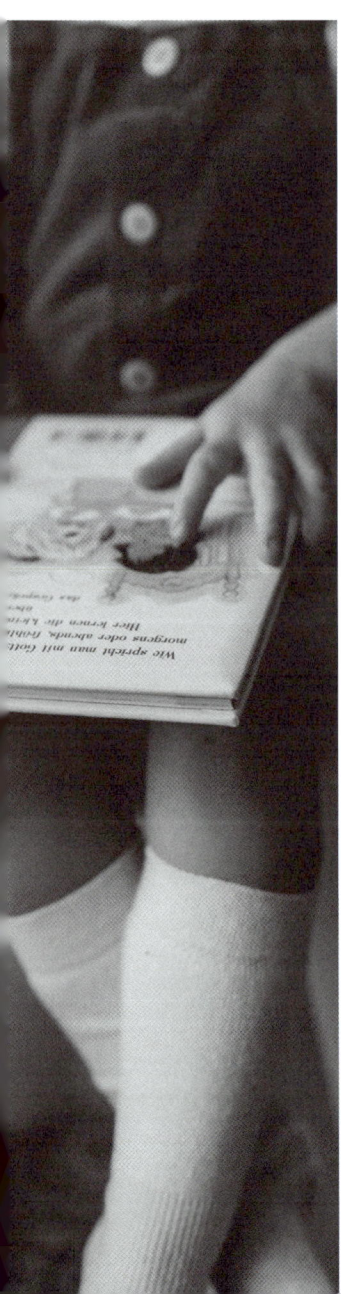

Wir leben kitafrei

Was ist kitafrei

Kitafrei bedeutet ganz einfach Leben ohne Kindergarten. Es ist außerdem ein Netzwerk/eine Bewegung, auf die ich unter anderem über die sozialen Medien aufmerksam geworden bin. Für mich ist es eine Entscheidung, mit den Kindern zusammen unseren Alltag zu gestalten.

Unser Weg dahin

Es war definitiv ein Prozess hin zu kitafrei, keine Sache, die von Anfang an feststand. Als ich mit Liam schwanger war, musste ich mich schonen, was mir mit aktivem Kleinkind zu Hause sehr schwerfiel. So meldeten wir Elijah in einer Krabbelstube an und warteten auf einen Platz. In der Zwischenzeit ließen wir ihn von einer Bekannten zweimal die Woche für zwei bis drei Stunden betreuen. Dann kam Liam zur Welt und wir erhielten den Platz. Doch es fühlte sich dann nicht mehr richtig an, besonders weil mein Mann (Grundschullehrer) sich einige Monate Elternzeit genommen hatte. Wir sagten den Platz ab und bewarben uns für einige Kindergartenplätze in der Nähe, sagten diese dann aber nach einiger Überlegung auch wieder ab. Zum einen, weil Elijah kein Interesse am Kindergarten hatte. Ihm gefiel die Betreuung durch die Bekannte, also machten wir damit eine Zeit lang weiter, bis er auch das nicht mehr wollte. Zum anderen wollte ich ihn nicht mehr in einen Kindergarten geben. Themen wie „Freilernen" und „beziehungsorientiert" beschäftigen mich schon eine ganze Weile. Wie lernen Kinder und was brauchen sie? Dadurch wurde mir klar, dass meine Kinder nichts leisten müssen oder jemand Bestimmtes werden sollen. Sie sind ganz einfach gut und wunderbar, wie sie sind. Ich kann sie begleiten, beobachten, von ihnen lernen und bin ihnen gleichzeitig ein Vorbild. Ich habe das volle Vertrauen in meine Kinder, dass sie alles, was für sie wichtig ist, in ihrer eigenen Zeit lernen, auch ohne irgendeine Institution. So kamen wir dann zu „kitafrei".

Alltag – ganz praktisch

Wir gestalten unsere Tage frei und entspannt, die Kinder können entscheiden, was sie unternehmen möchten.

Meistens sind wir viel draußen unterwegs und entdecken gemeinsam die Welt. Die Kinder entwickeln sich unterschiedlich und in ihrem eigenen Tempo. Sie können sich mit den Dingen beschäftigen, die sie interessieren. Es ist schön zu sehen, wie offen und begeistert sie ihre Umwelt wahrnehmen und wie sie ganz natürlich, durch Spielen und Entdecken, lernen. Manchmal bleiben wir an einer Baustelle stehen und beobachten, fahren U-Bahn oder Bus, gehen in den Zoo oder erkunden neue Spielplätze und Parks. Wir gehen gemeinsam einkaufen, machen den Haushalt, spielen, basteln, lesen, backen oder kochen zusammen.

An sozialen Kontakten fehlt es den Kindern nicht. Wir haben ein paar feste Aktivitäten wie Kinderturnen und einen offenen Eltern-Kind-Treff, die wir aber mehr im Winter als im Sommer nutzen. In den Wintermonaten nehme ich viele offene Angebote der Stadt und unterschiedlicher Einrichtungen wahr. Das mache ich einerseits für mich, für den Austausch mit anderen Eltern, für eine „Kinderpause", wenn diese spielen, und andererseits für neue Spielangebote und Kontakte für die Jungs. Wir verabreden uns auch viel mit anderen und haben unsere „Gemeindefamilie". Wir leben in der Stadt auf kleinem Raum, sind aber in ein paar Minuten im Park um die Ecke. Nach ein paar Jahren mit Kindern und durch die unterschiedlichen Angebote, die wir im Stadtteil wahrnehmen, sind wir mittlerweile sehr gut vernetzt und kennen viele Familien mit Kindern. Man kennt und trifft sich, geplant oder spontan im Park um die Ecke. Alleine oder isoliert sind wir keinesfalls.

Das Gute daran

Ich erlebe und gestalte die wichtigsten Jahre meiner Kinder selbst und kann ihnen eine sichere Bindung und damit den besten Start ins Leben geben. Ich möchte ihnen die Zeit geben, die sie brauchen, um trocken zu werden, um vertieft zu spielen oder neue Hinterhöfe zu erkunden. Ich möchte mit ihnen stehen bleiben, um eine Ameise zu betrachten, einem Vogel zu lauschen oder das zehnte Flugzeug zu bestaunen. Ich möchte die Zeit haben, in ihre wunderschönen Augen zu schauen und ihnen zu sagen, wie geliebt sie sind. Mein Leben hat sich entschleunigt, der Blickwinkel verändert, wenn ich mich darauf einlasse. Und ich sehe so viel Neues und Schönes. Gleichzeitig stoße ich täglich an meine Grenzen und kann dann reflektieren, wachsen und mich selbst besser kennenlernen. Das ist für mich viel Arbeit und eine große Bereicherung.

Das Schlechte daran

Ich hatte mir vor etwa einem Jahr vorgenommen, ein Jahr Vollzeit mit beiden zu Hause zu sein und dann zu schauen, wie es mir geht. Kann ich das so weiter machen? Ich lerne mehr und mehr meine eigenen Bedürfnisse kennen und merke, ich brauche mehr Zeit für mich und meine Hobbys, die ich langsam wiederentdecke. Ich versuche so gut es geht, mal abends oder am Wochenende Zeiten für mich zu nehmen, hätte aber definitiv gerne mehr. Das ist für mich der einzige Nachteil an unserem Betreuungsmodell.

Und was kommt danach

Wir haben uns an einer freien Schule für Elijah beworben. Diese hat einen Vorschulbereich, in den er dieses Jahr einsteigen könnte, wenn wir einen Platz bekommen und er dazu bereit ist. Das pädagogische Konzept spiegelt genau das wider, was wir mit unseren Kindern leben und wäre für mich aktuell die beste vorstellbare Institution und Betreuungsform. Wir leben kitafrei, nicht weil es für uns der einzige Weg ist, sondern weil es gerade für uns alle so am besten passt, aber das kann sich auch jederzeit ändern.

GEDANKEN VON RAHEL
@g00fyfamily

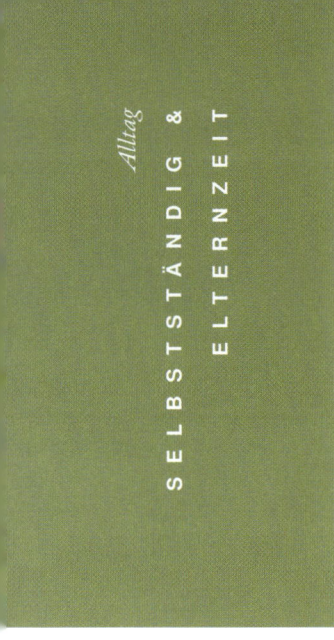
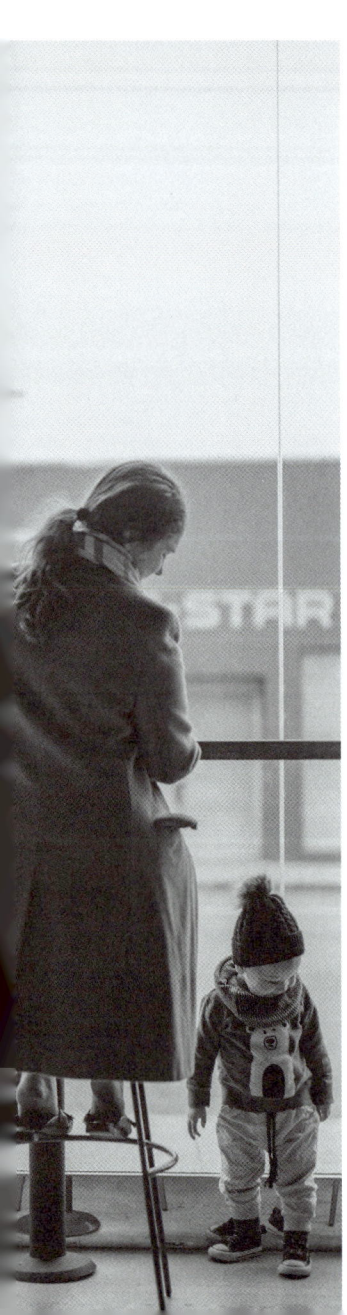

Selbst und ständig und alles in Teilzeit

Selbstständig bin ich schon seit 2010, damals noch neben meinem hauptberuflichen Job als Mediengestalterin. 2017 kam dann der alles verändernde Schritt, ich kündigte zum Anfang des nächsten Jahres meinen Job und stürzte mich nun – endlich, endlich, endlich – in mein Leben als selbstständige Fotografin und Mediengestalterin. Was ich nicht wusste: Gegen Ende desselben Jahres machte sich ein kleiner Wurm zu uns auf den Weg. Warum das wichtig für die Geschichte ist? Hätte ich das vorher gewusst, hätte ich mir das mit der Selbstständigkeit überlegt.

Hätte ich das?

Nicht immer einfach, aber immer frei

Ich hätte es mir überlegt, ja. Aus finanziellen Gründen. Denn ich war noch nicht lange selbstständig und kam mit den ganzen Fixkosten, Steuern und den wenigen Einnahmen gerade so mit null raus. Es blieb nichts übrig. In guten Monaten überwies ich mir selbst ein Gehalt von 450 €. Alles, was ich übrig hatte, legte ich für die Steuer des nächsten Jahres weg oder für Nachzahlungen oder Notfallausgaben oder, oder, oder. Nein, einfach war und ist das nicht.

Und ich hätte wirklich überlegt, ob die Selbstständigkeit weiterhin möglich gewesen wäre – rein finanziell. Denn körperlich war sie für mich das Beste, was mir passieren konnte. Die ersten drei Monate der Schwangerschaft habe ich tagsüber quasi nur geschlafen, in der Nacht war ich dafür aber am produktivsten. Generell würde ich behaupten, dass ich in der Schwangerschaft mehr geschafft und realisiert habe als jemals zuvor in Festanstellung oder Selbstständigkeit. Schwanger und selbstständig zu sein, war für mich eine Kombi, die Hand in Hand ging. Ich entschied, wann ich etwas machte, wie lange oder ob ich diesen oder jenen Auftrag überhaupt machen wollte. Ich konnte mir nicht vorstellen, nicht mehr zu arbeiten. Denn meine Arbeit machte mir Spaß. Nein, ich liebte sie mehr als jemals zuvor.

Prioritäten verschieben sich

Sechs Monate nach der Geburt meiner Tochter hat sich einiges verändert. Diese sechs Monate hatten keine Struktur. Die ersten Monate nahm ich mir bewusst „frei", um nur für unser Kind da zu sein. Ich hätte es besser wissen müssen, denn natürlich konnte ich meine Finger nicht stillhalten, arbeitete hier ein klein wenig und machte dort ein bisschen was. Und so glitt ich langsam, gemeinsam mit meiner Tochter, ins Arbeitsleben zurück. In ein Arbeitsleben, das ich mir selbst gestalten konnte. War ich motiviert, arbeitete ich konzentriert, wenn die Kurze ihren Mittagsschlaf machte. Hatte ich keinen Bock, drehte ich eine Tour mit ihr durchs Dorf. Wusste ich, dass ich viel zu erledigen hatte, kam aber zu nichts, weil die Kurze mies drauf war, widmete ich meine Aufmerksamkeit dem Kind. Arbeiten, Wäsche, arbeiten, Mittagessen, arbeiten, Mama-Tochter-Zeit. Ich begriff, dass ich mir meinen Arbeitsalltag so gestalten konnte, wie ich es wollte. Und das hieß auch, dass ich nicht am Stück arbeiten musste. Mein Befreiungsschlag. Denn die Auszeiten – Wäsche waschen, bügeln, Baby kuscheln, aufräumen – ließen mich im Endeffekt produktiver arbeiten. Niemals habe ich in so wenig Zeit, so effizient und hochmotiviert gearbeitet. Dieses Kind machte einen Girlboss aus mir!

Money, Money, Money

Ob ich dadurch jetzt mehr verdiene? Nein. Denn für mich ist klar: Auch wenn ich in Teilzeit arbeite, liegt mein Kind oft neben dem Schreibtisch zu meinen Füßen und beschäftigt sich mit ihrer Puppe Stephanie Herling. Doch sobald sie sich äußert, unzufrieden ist oder irgendetwas braucht, bin ich da. Kind geht vor Arbeit. Und da sind mir auch mal die Finanzen egal. Wir könnten es finanziell besser haben, würde ich in Vollzeit-Elternzeit sein oder wieder normal als Angestellte arbeiten gehen nach der Elternzeit. Aber so wie es ist, ist es genau richtig und es passt perfekt in unsere jetzige Lebenssituation. Denn ich brauche das hier. Projekte, die ich von Herzen gerne realisiere. Die ich nie nur für mich mache. Projekte, mit denen ich anderen Unternehmen helfen kann, sich zu präsentieren. Projekte, die mich ausfüllen und einfach glücklich machen. Ich bin Mama und selbstständig. Ich bin ständig ich selbst. Die beste Version meiner selbst. Für mich und uns.

GEDANKEN VON TAMI

@tamidonath
www.tamidonath.de

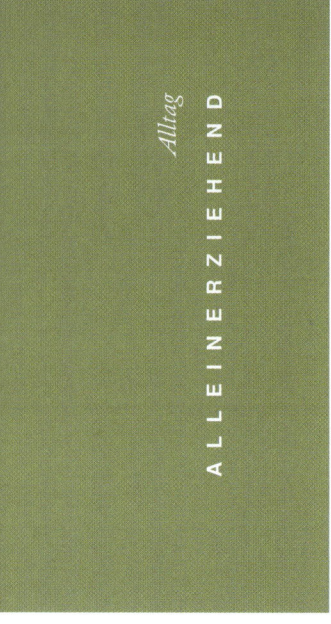

Plötzlich zu zweit

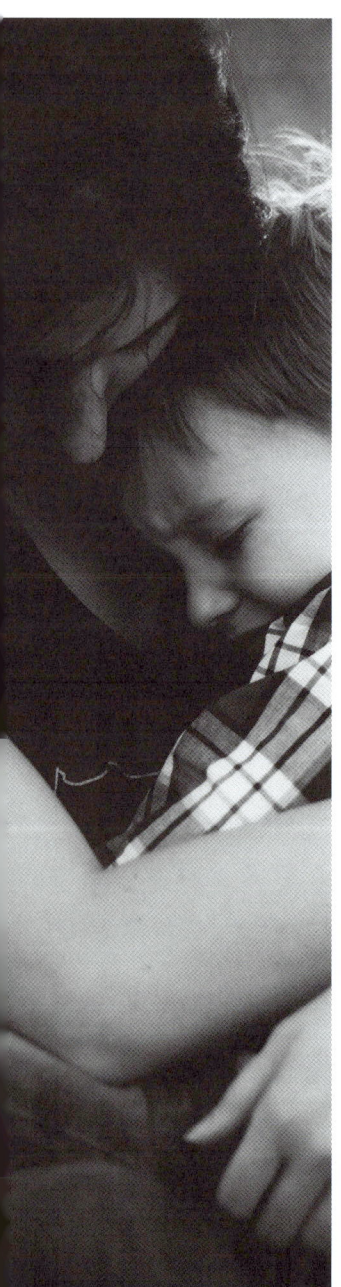

Es gibt Dinge im Leben einer Mami, die passieren, ohne dass man darauf auch nur den geringsten Einfluss hat. Sei es, dass die Geburt nicht über die Bühne geht, wie erhofft, sich der lang ersehnte Erdenbürger als Schreibaby entpuppt oder man am Ende ohne Partner dasteht, obwohl gestern noch alles gut war. Gerade Letzteres klingt erst mal ziemlich blöd. Aber das Leben geht weiter. Ganz sicher sogar.

Liebeskummer neu erfunden

Natürlich ist eine Trennung immer mit vielen Tränen und dem schlimmsten Herzschmerz überhaupt verbunden. Aber wer ein kleines Kindchen an seiner Seite hat, der weiß: Kopf in den Sand stecken ist nicht. Das übliche Programm aus früh- und spätpubertären Liebeskummerzeiten fällt aus. Nix mit blaumachen und den ganzen Tag heulend im Bett liegen, Essensverweigerung und im Minutentakt der besten Freundin texten, dass das Leben nun endgültig vorbei ist. Mit Kind gibt es keinen Stillstand. Es muss weitergehen. Das heißt nicht, dass keine Tränen fließen dürfen oder dass das Gedankenkarussell im Kopf nicht trotzdem Runde um Runde dreht. Aber, und das predige ich als grundlegende Faustregel: Nicht vor den Augen des Kindes. Rosamunde Pilcher ist auch abends aus der Mediathek abrufbar und überhaupt schmeckt das Schokoladeneis viel besser, wenn man es vor dem Nachwuchs nicht bis aufs Blut verteidigen muss. Die Taschentücher zum Kullertränen trocknen würden tagsüber sowieso

aus Jux und Tollerei vom Baby zerrupft und in der Wohnung verteilt. Verschieben wir die Kummerzeit also auf die späten Abendstunden, wenn das Kleine selig vor sich hinschlummert.

Fokus, Ladys!

Gerade am Anfang einer solchen Geschichte ist das, was in den nächsten Zeilen folgt, vielleicht schwer vorstellbar. Aber mir persönlich hat es sehr geholfen, meine Sichtweise auf das ohnehin schon weltuntergangswürdige Drama, in dem ich stecke, zu ändern. Natürlich geht das nicht von jetzt auf gleich. Und selbstverständlich sollte man zumindest schon einmal damit begonnen haben, den Scherbenhaufen zusammenzukehren. Wer allerdings noch wild schluchzend davor steht, ist definitiv noch nicht bereit für den nächsten Schritt. Ist der Hunger auf Schokolade gestillt? Liegen die Taschentücher im Müll? Haben sich Frust, Trauer und Verstand die Klinke in die Hand gegeben? Go for it. Wie wäre es, kurz die Wut anzukurbeln? Abgesehen vom Fakt, dass der Traum von Familie geplatzt ist, könnte man all den Sachen Beachtung schenken, die einen ohnehin schon die ganze Zeit gewurmt haben. Zum Beispiel den Socken, die immer neben, statt im Wäschekorb gelandet sind. Oder den einsamen Nächten im Bett, weil der Partner mal wieder vor der Glotze weggeratzt ist. Über die gemeinsame Einrichtung ist man sich auch nie wirklich grün geworden. Regelmäßig rasieren? Ciao! Stattdessen mit Omas rosa-geblümter Duschhaube auf dem Kopf ins Bett, weil die Kokosöl-Haarmaske am besten über Nacht einwirkt. Wen das interessiert? Ganz genau: niemanden. Das sind doch zumindest ein paar Gründe, um kurz aufzuatmen, oder? Zumindest der ein oder andere alltägliche Ärger bleibt einem ab jetzt erspart.

Wer ähnlich wie ich ein großer Freund von neuen Lebensabschnitten ist, kann das, was vor einem liegt, nun ganz ohne schlechtes Gewissen unter dem Stichwort „Chance" verbuchen. Gibt es Dinge, die in der Vergangenheit liegen geblieben sind? War man mit der Wohnung oder dem Vermieter sowieso unzufrieden? Das Viertel, in dem man wohnt, war noch nie sonderlich kinderfreundlich und der Job sollte eigentlich nur eine Übergangslösung sein? Vielleicht ist das die Gelegenheit, all dem Taten folgen zu lassen. Neue „Projekte" lassen den Verlust manchmal etwas weniger schwer wiegen.

Das Ding mit der Belastung

Ich gebe zu, der Neustart alleine mit Kind ist nicht ohne. Da wird gegrübelt und überlegt, noch einmal darüber nachgedacht, um am Ende doch alles über den Haufen zu werfen. Behördengänge und Bürokratiekram nehmen neue Dimensionen an. Aber auch die eigene Belastungsgrenze wächst mit jedem Schritt aus der Misere heraus enorm. Auf dem Weg des Kronerichtens begegnen einem nicht selten Sätze wie:

„Ich weiß nicht, ob ich das könnte. Das Kind, der Haushalt und dann noch ein Job. Alles alleine? Ich glaube, ich würde das nicht schaffen. Ich komme ja mit Partner schon an meine Grenzen. Wirklich, Hut ab."

Man könnte sich jetzt freuen oder die mit Mitleid gespickten Äußerungen unter vermeintlicher Lobhudelei verbuchen und sich stolz auf die Schulter klopfen. Aber seien wir ehrlich: Da draußen gibt es so viele Mamas (wie auch Papas), die das Ding mit dem Alleinerziehen ziemlich gut gewuppt bekommen. Ich persönlich würde mir da jetzt keinen Pokal ins Regal stellen. Es gibt da ein Sprichwort. Klingt wahnsinnig langweilig und trocken, passt aber wie die Faust aufs Auge: „Der Mensch wächst mit seinen Aufgaben." Und genau das knalle ich jedem vor den Latz, der sich ganz sicher ist, dieser Aufgabe nicht gewachsen zu sein, wenn er es denn

müsste. Kleine Anmerkung an dieser Stelle: Die Wenigsten entscheiden sich bewusst dafür, alleinerziehend zu sein. Die Frage „Könnte ich das oder nicht?" stellt sich also in den wenigsten Fällen.

Sind wir nicht alle ein bisschen alleinerziehend?

Ziehen wir Bilanz, ist es nach wie vor Mama, die, gerade am Anfang, fast immer da ist. Babys brauchen vielleicht nicht viel: Ein bisschen Milch hier, ganz viele Nähe und Wärme da. Nicht zu vergessen die frische Windel am Poppes, damit es kein Gemecker gibt. Und ganz egal, ob die Raubtierfütterung via Brust oder Fläschchen vonstattengeht, größtenteils sind es auch im Zeitalter der Emanzipation und Gleichberechtigung noch immer die Damen, die 24/7 den Baby-Dauerbereitschaftsdienst schieben. Ich glaube, es wird deutlich, worauf ich hinausmöchte: Auch mit Partner ist das, was da in den ersten Wochen, wenn nicht sogar Monaten abläuft, gar nicht so weit weg von alleinerziehend sein. Und das funktioniert. Sogar ganz gut möchte ich meinen. Schließlich kommen wir da alle irgendwie lebend wieder heraus, auch wenn die Baby-Koliken deutlich länger als drei Monate anhalten, sich ein Schub an den nächsten reiht oder ein Zahn den anderen jagt. Kein Grund also, das Testament zu tippen, wenn es mit der eigenen Familie nicht geklappt hat. Wie haben unsere Omis noch gleich gesagt? „Andere Mütter haben auch schöne Söhne." Ja, ich weiß. Schon wieder so ein Sprichwort. Hat aber auch Hand und Fuß. Und bis dahin wird aufgeräumt. In unserem Leben. In unseren Köpfen. Quasi in und um uns herum.

Der Rest ergibt sich von alleine.

GEDANKEN VON VIVIEN
@realtalk.mommy

Drei Jahre nur für dich

Noch bevor unsere Tochter auf die Welt kam, war für mich klar, dass ich zu Hause bleiben möchte. Drei Jahre. Mindestens. Vielleicht weil meine Mama auch immer zu Hause war und ich es aus meiner Kindheit nicht anders kannte. Vielleicht aber auch, weil ich den Gedanken daran, mit ihr unser Leben zu gestalten und zu formen einfach schön finde. Und es ist wirklich nicht so, dass ich nicht gerne arbeiten gegangen bin. Im Gegenteil: Ich liebe meinen Job und ich bin wirklich fast jeden Tag gern zu meinem Arbeitsplatz gegangen. Trotzdem, oder gerade deshalb bin ich nun zu Hause bei unserer Tochter. Ich

möchte sie in ihren ersten Lebensjahren begleiten und fördern. Nicht nur halb, sondern ganz. Ich möchte ihr Selbstvertrauen stärken und auf ihre Bedürfnisse eingehen. Auch wenn das für uns als Familie erst mal weniger Geld bedeutet. Ich möchte nicht mit meinem Kopf während der Arbeit bei unserer Tochter sein und dann am Nachmittag mit ihr über die Arbeit nachdenken müssen. Was natürlich auch ein wenig an mir liegt, aber auch daran, dass ich meinen Job gerne mache und deshalb auch gut machen möchte. Also habe ich mich, gemeinsam mit meinem Mann, bewusst für diesen Schritt entschieden.

„Doch so lange möchte ich mit ihr staunen – über das Lichterspiel an der Wand und über das Rascheln einer Tüte."

Mamasein. Ganztags zu Hause. Es ist definitiv nicht immer einfach. Oftmals herausfordernd. Es gibt diese Tage, an denen Zweifel aufkommen, an denen ich mir wünsche, mal für ein paar Stunden in der Woche zu arbeiten. Meinen Kopf wieder mit Wissen zu füttern und mich nicht nur immer in Babysprache zu unterhalten! Aber an den allermeisten Tagen liebe ich es, mit unserer Tochter zu Hause zu sein, spazieren zu gehen und den Haushalt zu machen. An Tagen, an denen ihr Bedürfnis nach Nähe größer ist, die Wäsche zu lassen und mit ihr in der Trage spazieren zu gehen. Voller Stolz und Begeisterung zu sehen, wie sie lernt sich zu drehen und sie auch mal ein paar Minuten länger in den Schlaf zu begleiten, weil Zeit keine Rolle spielt.

Ich möchte mit ihr backen und kochen (wenn sie älter ist) und das nicht nur an den Wochenenden. Und ich möchte bereit sein, wenn sie es ist, ihre Betreuung in andere Hände zu legen. Doch so lange möchte ich mit ihr staunen, über das Lichterspiel an der Wand und über das Rascheln einer Tüte.

GEDANKEN VON SARAH
@kleinersieben

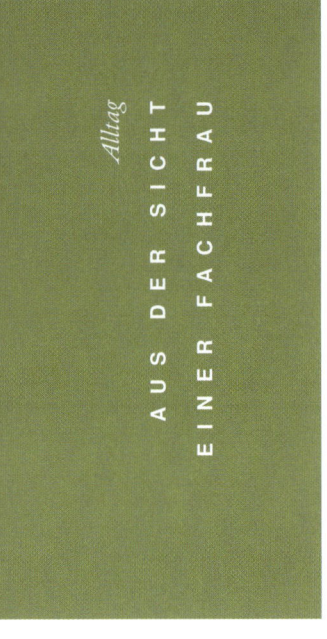

Die Vielfalt der Kinderbetreuung

„Guten Tag, wie kann ich Ihnen helfen?" Vor meiner Bürotür steht eine hochschwangere, junge Frau. Ich bin etwas gestresst. Gerade schob ich noch den Kinderwagen mit einem Säugling von sechs Monaten hin und her, während ich gleichzeitig eine E-Mail schrieb. Die Kolleginnen in der Ü3-Gruppe sind heute nur zur zweit. Bei zwölf Kindern im Alter von sechs Monaten bis fast drei Jahren eine Herausforderung. Da muss die Kitaleiterin mithelfen, auch wenn die eigentliche Arbeit dabei liegen bleibt. Ich versuche, mich zu sammeln und mich voll und ganz meinem Gast zuzuwenden. Die junge Frau möchte ihr ungeborenes Kind anmelden und fragt mich, wann denn der richtige Zeitpunkt sei, um es in die Kita zu bringen. Auweia, was soll ich ihr sagen? Antworte ich als Kitaleiterin, Erzieherin, als Mutter von drei Kindern oder als Oma? Zu diesem Thema gibt es ganz unterschiedliche Ansichten und Positionen. Soll ich so antworten, dass alle unsere Kitaplätze gut besetzt sind? Fehlte uns nicht noch ein Ü2-Kind, weil damit der Personalschlüssel besser abgedeckt würde, da es mehr Personalstunden gibt als für Ü3? Könnte ich sie vielleicht überreden ihr Kind schon mit sechs Monaten zu uns zu bringen? Ich entscheide mich anders, ich möchte wissen, was der jungen Mutter denn wichtig ist. Was hat sie für Vorstellungen? Was passt zu ihr und ihrem Leben? Was ist ihr wichtig? Was möchte sie für ihr Kind, was erwartet die Mutter von einer Kita? Wir unterhalten uns lange und sehr persönlich. Von allen Seiten beleuchten wir die Situation und das Familien- und Lebenssystem, in dem sie lebt. Ich versuche ihr zu helfen, eine eigene Antwort auf die Frage zu finden. Gleichzeitig erzähle ich ihr, was eine Kita leisten kann und was nicht. Ich finde es fair, wenn beide Seiten ihre Bedürfnisse und Möglichkeiten der Umsetzung benennen, damit jeder weiß, worauf er sich einlässt. Letztendlich sagt die junge Frau: „Naja, das muss wohl jeder für sich selber entscheiden und es hängt von Kind, Mutter und Familie ab." Richtig!

Entscheidungen treffen, aber wie?

Da wir sehr kreativ und individuell erschaffen wurden, gibt es keine Pauschalantwort für den richtigen Zeitpunkt, um das Kind in die Kita zu schicken. Allerdings gibt es wissenschaftliche Erkenntnisse aus der Bindungstheorie und Bindungswissenschaft, über die man sich im Internet und in Buchhandlungen gut informieren kann. Ich finde, diese sollte man kennen, um eine eigene gute Entscheidung treffen zu können. Immer wieder wird dort beschrieben, dass Bindung in den ersten drei Kindesjahren stattfindet und diese sehr prägend für die weitere Entwicklung ist. Ich möchte an dieser Stelle nicht behaupten, dass alles gut wird, wenn du dein Kind im Alter von XY Jahren in die Kita schickst ... Für Kinder in Fremdbetreuung ist die wichtigste Grundlage, dass Kind, Eltern und Betreuungspersonen in einem guten, vertrauensvollen Verhältnis zueinander stehen. Eine liebevolle, fürsorgliche, vertrauensvolle Betreuung ist wichtiger als ein super Angebot an Räumlichkeiten und Spielzeugen. Eine Person, die weiß, was ein Kleinkind wann braucht, die empathisch und einfühlsam ist, macht das Kind mit Tupperschüsseln glücklicher als mit dem allerneusten Spielzeug. Wenn ich weiß, dass mein Kind dort gut aufgehoben ist, gebe ich es auch leichter ab und fühle mich damit etwas besser. Ich spreche aus Erfahrung. Ich habe meine Kinder schon sehr früh bei der Oma abgegeben. Das war damals noch einfacher möglich als heute und es war ein Geschenk für mich und meine Kinder. Ich schreibe aber auch als Erzieherin, die als Tagespflegemutter und in Kitagruppen gearbeitet und dabei gemerkt hat, wie viel Nähe und Liebe kleine Kinder brauchen, wenn sie so früh in Fremdbetreuung gebracht werden. Mein jüngstes Tagespflegekind kam mit sechs Wochen zu mir. In diesem Alter war es ein Teil meiner Familie. Auch für meine Kinder. Die Trennung war für die Mutter nicht immer leicht, aber ich glaube, es war eine riesige Erleichterung für sie, da sie mir das Kind mit einem guten Gefühl anvertrauen konnte. Wir hatten ein gutes und vertrauensvolles Verhältnis zueinander. Ich fand nicht alles gut, was diese Mutter mit ihrem Kind machte, und hätte einiges anders gemacht, aber ich habe ihre Wünsche respektiert und das getan, was sie zu Hause auch tat. Jeden Tag erzählte ich ihr, was ihr Baby heute gemacht hat und habe ihr zu verstehen gegeben: Du bist die Expertin für dein Kind. Ich bin nur deine Betreuungsperson, die mit dir zusammen das Beste für dein Kind will. Gute Betreuung funktioniert nur, wenn es für alle Beteiligten im Miteinander passt.

Ja, es gibt Menschen, mit denen es einfach nicht funktioniert. Das sollte man akzeptieren und dann weiter nach jemandem suchen, der zu allen Beteiligten besser passt. Als Leiterin einer dreigruppigen Kindertagesstätte und Fachberatung für Kindertagesstätten halte ich diesen Punkt für ebenso wichtig. Allerdings muss man in institutionellen Einrichtungen auch Abstriche machen. Nicht alles, was man sich als Eltern wünscht, kann dort umgesetzt werden. Personal und Rahmenbedingungen sind gesetzlich vorgegeben und verlangen dementsprechende Umsetzung. Ich verneige mich vor den vielen Erzieherinnen und Erzieher die liebevoll und engagiert ihren Job machen. Sie leisten Unglaubliches, kommen jedoch aufgrund der Rahmenbedingungen auch oft an ihre Grenzen. Es gibt viele Kitas mit einem hohen qualitativen Niveau. Vor allem ist es aber wichtig, dass es Kinderbetreuung in verschiedenen Formen gibt und Eltern eine Angebotsvielfalt bekommen, um sich für ein Betreuungsmodell zu entscheiden, das zur Familie passt. Die Auswahl ist groß. Dennoch: Wenn meine Tochter mich fragt, wann sie ihr Kind in die Kita bringen soll, bin ich immer noch der Meinung: mit 3 Jahren. Ich möchte nicht darüber diskutieren, ich habe meine ganz persönlichen, individuellen Erfahrungen gemacht. Letztendlich muss es jeder so machen, wie es für das eigene Leben passt. Jeder sollte seine Meinung haben dürfen und diese hier ist meine.

„Ich hoffe, ich konnte Ihnen helfen", sage ich der schwangeren, jungen Frau. Sie lächelt und sagt: „Ich warte erst mal noch ab. Mal sehen, wie das Kind so drauf ist." „Eine gute Entscheidung", denke ich, „vielleicht sehen wir uns ja nochmal wieder."

~~~~~~~~~~~~~~~~~~~~~~~~~~~~

TEXT VON MIRIAM DOIKAS

Fachberaterin für Kindertagesstätten, systemische Beraterin, Erzieherin und Elternbegleiterin

Weitere Mitwirkende:

Nina Strehl, Shiloh Zache, Jeannette Mokosch, Andrea Bauer, Angelina Löwen, Christina Becker, Christina Grube, Christin Schneider, Cindy H., Elena Rambow, Ines Bobola, Julia Hagen, Johanna Rink, Katrin Kley, Kerstin Herter, Kim Walter, Kristine Gerzen, Larissa Teucher, Laura Große, Laura Niemeyer, Louise Aselmann, Melanie Rauschenberger, Michaela Heumüller, Miriam Doikas, Marlies Kronenberger, Nadine Engel, Pia-Charlott Liesner, Ruth Fröse, Rahel Matthieu, Salome Edelmann, Stephanie Messerli, Sarah Sauer, Vivien Herzog, Vanessa Hausner